W0341880

Heilkräuter für gesunde Heimtiere

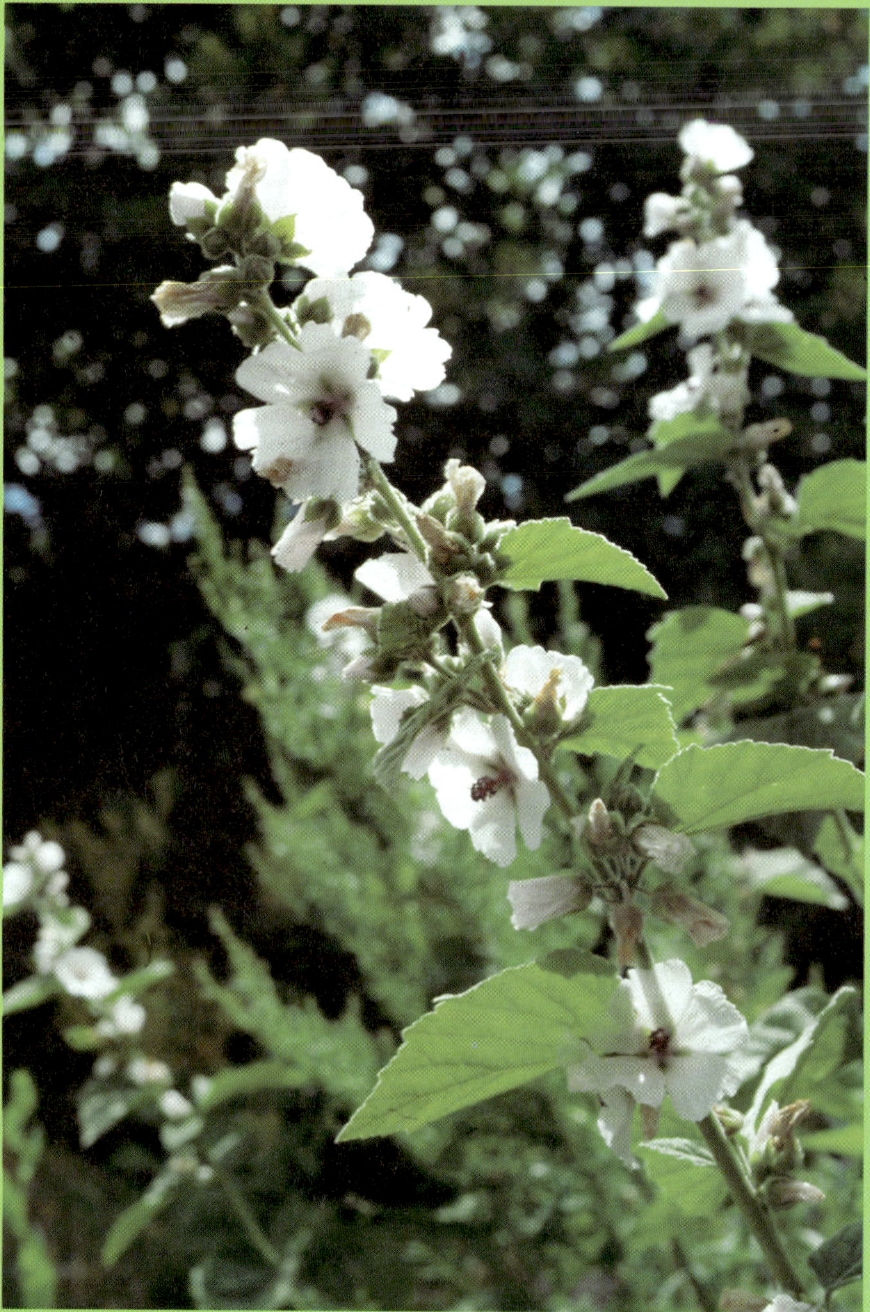

Dr. Eleonore Hohenberger

Heilkräuter für gesunde Heimtiere

Vorbeugen und heilen auf natürliche Weise

Naturbuch Verlag

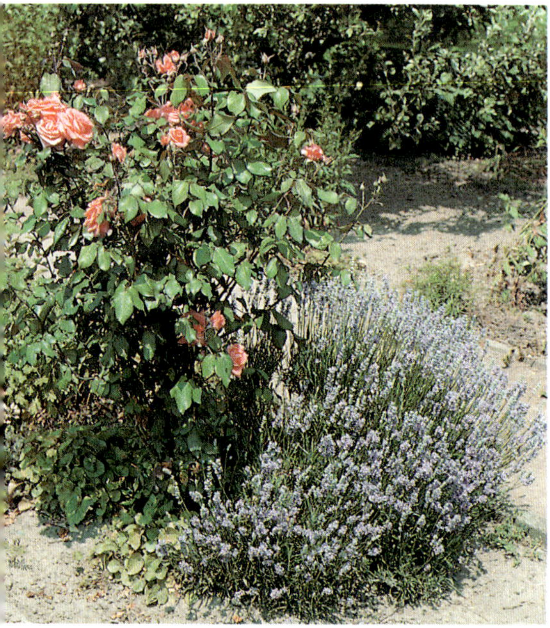

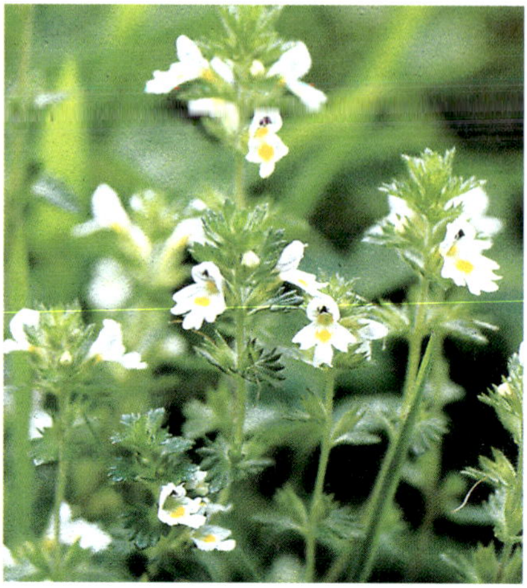

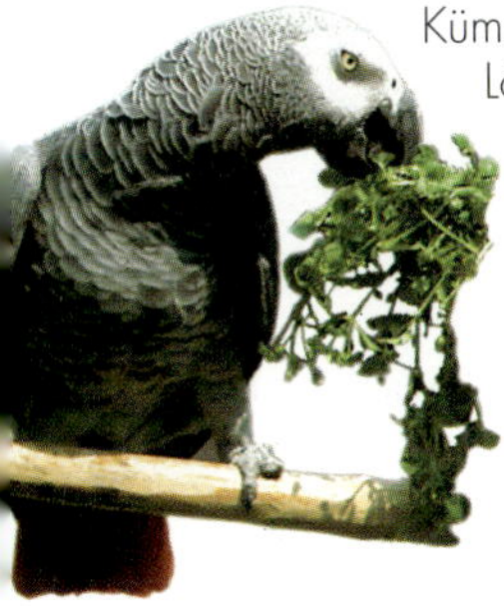

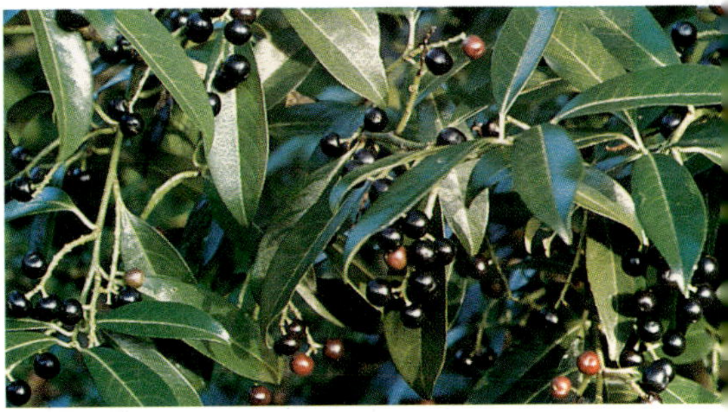

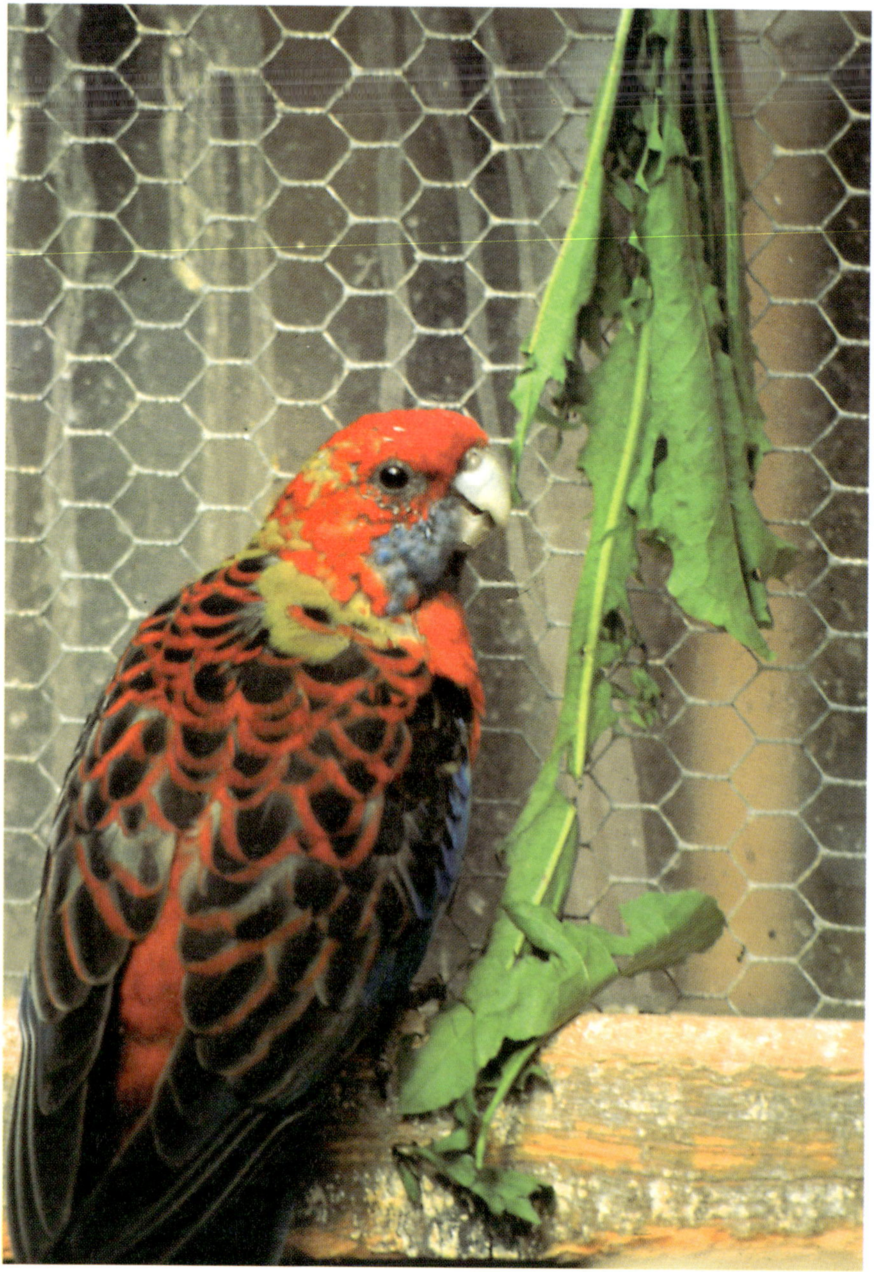

Einleitung

Von ihren Aufgaben, Methoden und Zielen her unterscheidet sich die Veterinärmedizin inzwischen nicht mehr nennenswert von der Humanmedizin. Röntgendiagnose, Laborbefunde, physiologische Daten, Notfalldienst, Antibiotika und Kortison sind inzwischen so selbstverständlich wie bei der Behandlung von Menschen. Und es gibt noch eine Parallele zur Humanmedizin: Hier wie dort geht der Trend zu den „natürlichen" oder „sanften" Heilverfahren.
Man hofft auf diese Weise, Nebenwirkungen zu vermeiden, was tatsächlich oft erreicht werden kann. Allerdings darf man nicht übersehen, daß fundierte Sachkenntnis nicht durch Begeisterung für die gute Sache zu ersetzen ist. Unsachgemäßes „Herumdoktern" an Mensch oder Tier verzögert fachlich fundierte Hilfe oder verschleiert Symptome.
In diesem Buch werden drei wichtige Heilverfahren vorgestellt, nämlich die Phytotherapie oder Pflanzenheilkunde, die Bach-Blütentherapie und die Homöopathie. Alle drei Verfahren sind bei bestimmten Indikationen zur Selbstmedikation geeignet, aber man muß genau wissen, was man geben muß und wieviel.

Sehr herzlich danke ich für Informationen, intensive Gespräche und Ratschläge bei der Literaturbeschaffung aus dem Bereich „Bach-Blüten" Renate Edelmann, Tierheilpraktikerin in Heinersreuth/Bayreuth, sowie aus dem Fachbereich Homöopathie Dr. Gisela King, Vizepräsidentin der I.A.V.H. Deutschland (International Association for Veterinary Homeopathy), außerdem für die Durchsicht des Manuskripts, weitere Anregungen und Verbesserungsvorschläge Dr. Dagmar Förster, Tierärztin in Weidenberg.

Die klugen Papageien wissen den ernährungsphysiologischen Wert frischer Kräuter zu schätzen.

Phytotherapie, Bach-Blütentherapie und Homöopathie:

wie funktioniert das?

Pflanzenheilkunde, auch Phytotherapie genannt, ist eine handfeste Wissenschaft. Das ist allgemein gültig, obwohl auch Laien sie anwenden können und obwohl über die Heilwirkungen von Pflanzen immer wieder viel Unsinn verbreitet wird. Pflanzenheilkunde funktioniert nach dem Motto: „Nicht der Glaube, sondern die Dosis macht's, ob die Pflanze wirkt oder nicht". In diesem Sinne sind auch die Ausführungen des Kapitels „Anwendung und Wirkung heilkräftiger Pflanzen" (s. Seite 21 ff.) zu verstehen. Bestimmte Inhaltsstoffe bewirken in einer bestimmten Dosierung ganz bestimmte Wirkungen im Organismus. Zur Dosierung wäre noch zu sagen: Je stärker die Wirkung der Pflanze ist, desto präziser muß die Dosierung sein; umgekehrt gilt: je milder die Pflanze wirkt, desto großzügiger darf man mit der Dosis verfahren.

Pflanzenheilkunde für Tiere hat ihre Wurzeln in der bäuerlichen Volksmedizin. Dabei handelt es sich um eine sogenannte Erfahrungsmedizin. Das heißt, im Laufe von Jahrhunderten fügte sich eins zum anderen, teils durch mündliche, teils durch schriftliche Überlieferungen. Auf dem Land nahm man die Gesundheit der Tiere außerordentlich ernst, wenn auch aus anderen Gründen, als wir es heute tun. Die Tiere waren ein wichtiger oder der wichtigste Wirtschaftfaktor, und ihr Verlust bedeutete Ruin. Die angewendeten Methoden waren teilweise rigoros: Unter den verwendeten Pflanzen findet man nicht nur jene mild wirkenden, die bis heute in fast jeder Hausapotheke zu finden sind, sondern auch gefährliche, von deren Anwendung man nur dringend abraten kann. Auch mit der Dosierung war man nicht zimperlich. Man nahm unter Umständen ernste Nebenwirkungen in Kauf, in der Hoffnung, je rigoroser die Behandlung, desto wahrscheinlicher die Heilung.
Bei den im folgenden vorgestellten Pflanzen sind in den angegebenen Dosierungen schädliche Nebenwirkungen nicht bekannt, allerdings muß man bei jeder Medikation und speziell jeder Selbstmedikation den Patienten gut beobachten, um eventuelle negative Reaktionen auffangen zu können.
Aber nun Homöopathie und Bach-Blüten? Will man naturwissenschaftlich korrekt sein, muß man zugeben, daß in

Alle Lebensbereiche des Gartens können mit Heilpflanzen gestaltet werden. Auch manches sogenannte Unkraut kann genutzt werden.

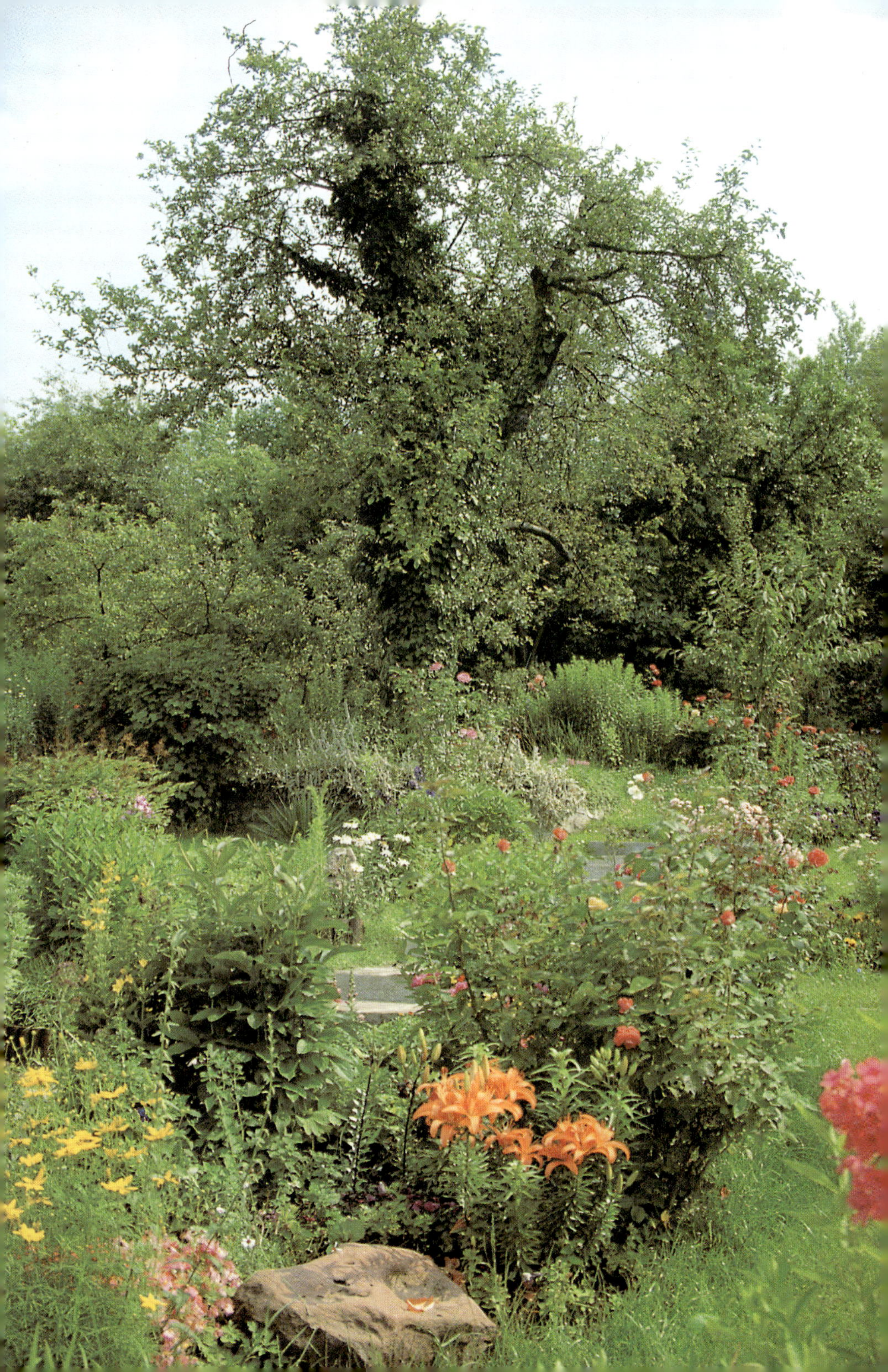

beiden Fällen wenig oder so gut wie nichts an Wirkstoffen und bei hohen Potenzen homöopathischer Arzneien kein einziges Wirkstoff-Molekül in den Medikamenten enthalten ist. Beide Heilmethoden sind vom Denkansatz insofern miteinander verbunden, als es in beiden Fällen bei den Essenzen oder Tinkturen nicht um einen (wirk)stofflichen Effekt geht, sondern um eine nichtmaterielle Information – man könnte sagen, ein geistiges Prinzip des Heilens. Aber das scheint zu genügen, denn gerade in hoffnungslosen Fällen wird von frappierenden Heilungen berichtet.
Es gibt jedoch auch Gegenstimmen. Dazu zwei Zitate: Ende des vorigen Jahrhunderts sagte ein Arzt: „Die Homöopathie ist entweder Schwindel oder ein Wunder. Da es aber keine Wunder gibt, muß es sich um Schwindel handeln." Über die Bach-Blüten sagte kürzlich ein Apotheker: „Es ist mir unbegreiflich, wie ein aufgeklärter Mensch des ausgehenden 20. Jahrhunderts sich auf einen solchen Humbug einlassen kann."
Falls es auch Ihnen nicht gelingt, sich mit diesen beiden Heilverfahren zu identifizieren, sind Sie demnach in guter Gesellschaft. Aber Sie könnten sich dennoch auf das Experiment einlassen mit der folgenden Prämisse: „Ich werde es ausprobieren und werde kritisch beobachten, ob es hilft; wenn ja, ist es gut, wenn nicht, werde ich eine andere Methode versuchen."
Bei Tieren wird von sehr guten Erfolgen mit diesen beiden Heilmethoden berichtet, aber auch von Fehlschlägen. Das ist jedoch bei wissenschaftlich fundierten medizinischen Maßnahmen genauso. Bach-Blütentherapie findet derzeit großes Interesse bei der Behandlung von Mensch und Tier. Wissen aber die Anwender wirklich, was diese Therapie bedeutet? Es geht nicht darum, mit ein paar Tropfen einer Essenz eine Krankheit zu heilen, und es geht primär nicht um esoterische und metaphysische Erleuchtung. Es geht um handfeste, ehrliche Selbsterkenntnis. Beim Tier ist es Voraussetzung, daß der Mensch sich

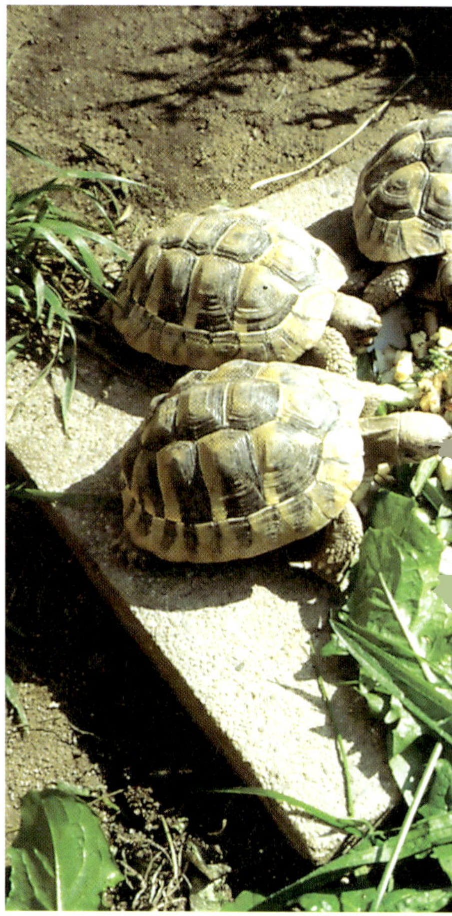

einfühlt in dieses Lebewesen, ohne seine eigenen Probleme auf das Tier zu übertragen. Es ist unbedingt notwendig, daß er dessen psychische Situation erfaßt, daß er Verhaltensstörungen richtig deutet und sich dann auch an der eigenen Nase faßt und fragt: „Bin womöglich ich es, der das Tier krank macht?" Werden diese Vorausetzungen eingehalten, kann Bach-Blütentherapie das Tor zu einem neuen Leben mit einem neuen Lebensgefühl öffnen. Inzwischen arbeiten auch manche Tier-Heilpraktiker und Tierärzte mit dieser Therapie und helfen dem Tierhalter beim Erkennen und Deuten der psychischen und körperlichen Symptome.

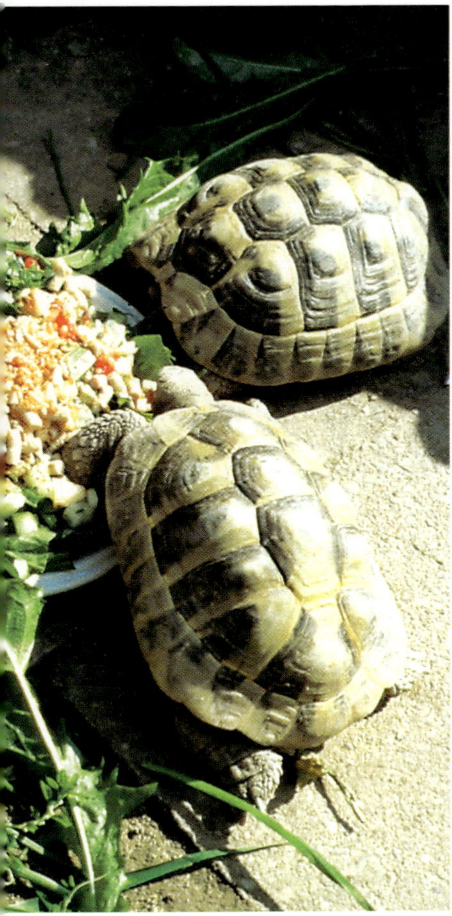

Homöopathie hat in der Tierheilkunde eine fast ebenso lange Tradition wie in der Humanmedizin. *Dr. Samuel Hahnemann* (1755-1843), der die damalige Schulmedizin als „Irrweg im dunklen Haine" bezeichnete, hat bereits 1815, nur fünf Jahre nach Erscheinen seines Hauptwerkes „Organon der Heilkunst", seine erste Arbeit über Homöopathie bei Tieren veröffentlicht. Für viele Tierärzte und Tier-Heilpraktiker ist es heute selbstverständlich, homöopathische Arzneien zu verordnen. Aber gerade weil Homöopathie inzwischen gut etabliert ist, sollte man sich nicht auf ungewisse Experimente einlassen, nach dem Motto „Wenn's nicht hilft, so kann es doch nicht schaden, und ohnehin ist ja in dem Medikament fast nichts an Wirkstoff enthalten". Nach diesem Prinzip funktioniert Homöopathie nicht. Jeder seriöse Tierarzt oder Tier-Heilpraktiker wird im Zweifelsfall eine schulmedizinische Behandlung vorschlagen, wenn die Wahl des richtigen homöopathischen Mittels nicht gesichert ist. Für bestimmte Indikationen ist Homöopathie zur Selbstmedikation geeignet, aber man muß die Voraussetzungen kennen und genau wissen, was man wie anwendet.

Schildkröten sollten täglich Kräuter erhalten. Löwenzahn, Gierschblättchen und Spitzwegerich sind eine gute Kombination.

Wo man gesunde Nahrungspflanzen und Heilkräuter findet

Wer heilkräftige Pflanzen für Mensch oder Tier nicht kaufen, sondern selbst sammeln möchte, hat es heutzutage nicht immer leicht. Schädliche Umwelteinflüsse aller Art mindern die Qualität der Pflanzen. Deshalb gilt es, beim Sammeln einige Regeln zu beachten:

- Keine Pflanzen in der Nähe vielbefahrener Straßen entnehmen. Das ist schade, denn gerade die Straßenränder haben sich inzwischen zu herrlichen, artenreichen Lebensräumen entwickelt.
- Nicht im näheren Umgriff von Äckern sammeln. Die Kräuter könnten mit Pflanzenschutzmitteln belastet sein. An den Feldrainen biologisch arbeitender Landwirte jedoch ist das Sammeln sehr zu empfehlen. Dort gibt es eine Fülle nahrhafter und heilsamer Pflanzen, die traditionsgemäß in der bäuerlichen Volksmedizin für Mensch und Tier seit alters her eingesetzt werden.
- Auch im eigenen Garten können Wildkräuter gesammelt werden, die häufig als sogenannte „Unkräuter" nicht besonders beliebt sind. Im eigenen Interesse und im Hinblick auf die Tiere sollte man die Belastungen mit Pflanzenschutzmitteln und anderen Chemikalien so niedrig wie möglich halten.

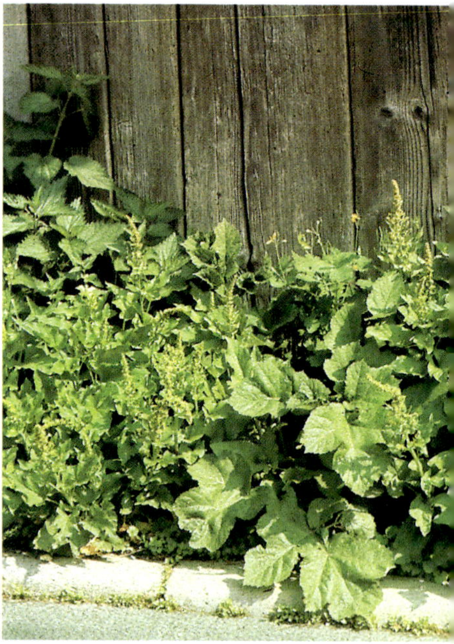

Städtisches und dörfliches Ödland

Der Mensch ist ein seltsames Wesen. Alles, was er in Fülle und mit der größten Selbstverständlichkeit haben kann, schätzt er nicht. So geht es auch mit Lebensräumen in der Landschaft. Ganz besonders das städtische und dörfliche Ödland mit seiner sogenannten Ruderalflora war jahrzehntelang ein Stiefkind der ökologischen Forschung. Erst als in den Dörfern ein städtisch beeinflußter

Rechts: ein Ausschnitt farbenfroher Ruderalflora mit gelb blühendem Steinklee

Unten: Junge Blätter des Guten Heinrich sind für alle pflanzenfressenden Tiere bekömmlich.

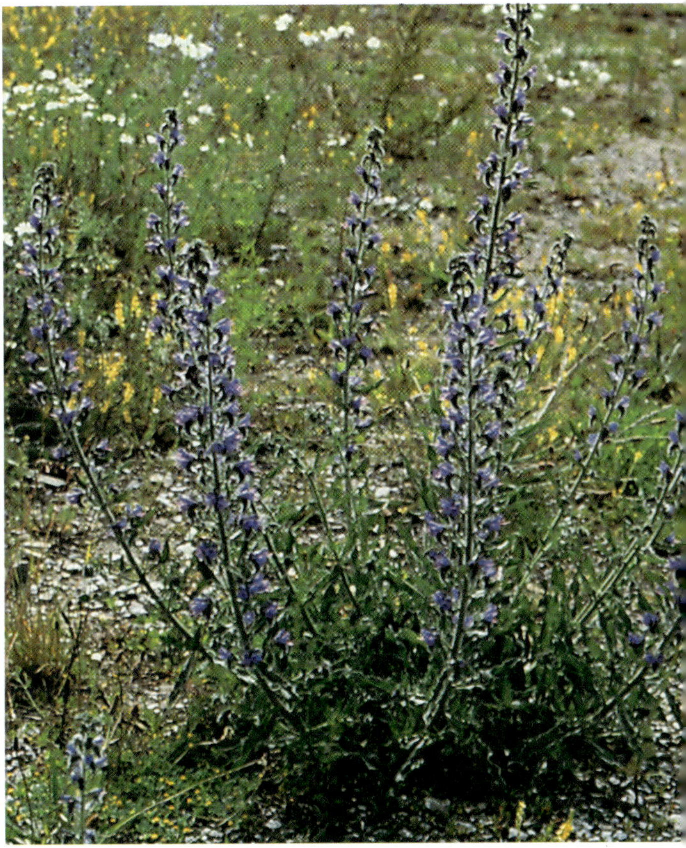

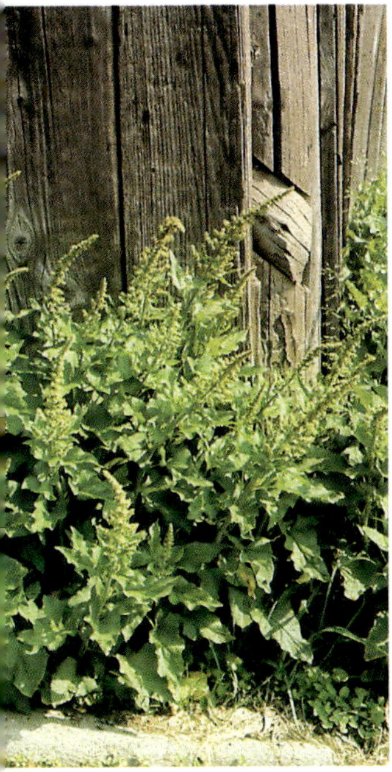

Reinlichkeitswahn ausbrach mit dem Ziel, womöglich noch den letzten Winkel in den Höfen zu asphaltieren und zu pflastern, entdeckte man den Wert der dörflichen Ruderalflora. Gartenschauen bemühen sich inzwischen, Ruderalflächen künstlich anzulegen, um dem Publikum zu demonstrieren, was auf solchen „Unkraut"-Fluren wächst, kreucht und fleucht.

In der bäuerlichen Volksmedizin hat die Nutzung dieser Ödlandflora eine lange Tradition. Viele Pflanzen wurden als Wildgemüse geschätzt, so beispielsweise außer der Brennessel verschiedene Arten der Melde, wobei dem Guten Heinrich hiermit besondere Reverenz erwiesen sei. Beifuß von einem sonnigen Platz am Zaun oder neben der Scheune wird bis heute auf dem Land alljährlich geerntet, um fetten Braten zu würzen und bekömmlicher zu machen. Auch für Tiere kann der Beifuß genutzt werden. Manche Pflanzen dieses Lebensraumes sind anerkannte Heilpflanzen, wie etwa das Herzgespann *(Leo-*

nurus cardiaca), die schon genannte Brennessel und der Echte Steinklee *(Melilotus officinalis)*. Besonders sei auch der Holunder gelobt, der ebenfalls ein Vertreter der Ruderalflora ist, denn auf dem Land wird er nur in den seltensten Fällen gepflanzt. Man überläßt das „Ansäen" den Vögeln; der Strauch bleibt dann stehen, wo es genehm ist. Kurzum: Wenn Sie auf dem Land wohnen, sollten Sie auf ihrem eigenen Grundstück und in seinem Umgriff die aufkommenden Wildkräuter genau beobachten. Dichtere, höhere Bestände sollten einmal im Jahr gemäht werden.

> ☞ **HINWEIS:**
> *Einen wichtigen Ratschlag sollten Sie unbedingt beherzigen, wenn Sie wildwachsende Kräuter für den Eigengebrauch oder für Tiere sammeln: Nehmen Sie nur, was Sie hundertprozentig kennen! Irrtümer können harmlos sein, aber auch gravierende Folgen für die Gesundheit haben.*

Auch die Flora des städtischen Ödlandes verdient eigentlich größere Wertschätzung, als ihr üblicherweise zuteil wird. Manche Lebensräume stehen nur kurzzeitig zur Verfügung, wie etwa Baulücken. Hier gibt es zwar manchmal Scherben und Unrat auf dem Boden, aber auch wertvolle Heil- und Nahrungspflanzen, zum Beispiel Malven, Hirtentäschel, Echte Kamille, einige Distelarten und verschiedene Gräser. Solche Areale sind auch Lieblingsausflugsplätze für Hunde und Katzen, weil hier die seltsamsten Düfte zu genießen sind und nicht zuletzt weil es hier viele pflanzliche Delikatessen zum Naschen gibt. Ränder von Spazier- und Fahrradwegen in öffentlichen Grünanlagen sowie Landschaftsrasen in größeren Parks bieten sich ebenfalls zum schonenden Sammeln verschiedener Kräuter an.

Verschiedene Biotope in der Landschaft

Wer in der Natur Kräuter sammeln möchte, muß die Belange des Naturschutzes beachten. In Landschafts- und Naturschutzgebieten ist die Entnahme von Pflanzen verboten! Auch in nicht geschützten Biotopen verlangt es der Anstand, mit der Vegetation schonend umzugehen und wildlebende Tiere nicht zu stören oder zu erschrecken. Zum Kräutersammeln eignen sich jene Gebiete, die einen möglichst „unberührt natürlichen" Charakter haben, ohnehin nicht sonderlich. Beste Chancen hingegen bieten Lebensräume, die vom Menschen beeinflußt sind und in denen die Natur womöglich sogar „zerstört" wurde. Darüber wurde schon bei der Ruderalflora der Dörfer und Städte gesprochen. Auch Pflanzen, die unter Naturschutz stehen, dürfen nicht gesammelt werden, wie beispielsweise die Arnika. Glücklicherweise sind jedoch die meisten Heilpflanzen überhaupt nicht selten, sondern manchmal eher lästig. Wir kommen, wie Sie sehen, immer wieder zur Ruderalflora und den „Unkräutern" zurück.

Genügend Brennesseln zur Frühjahrskur für Tier und Mensch

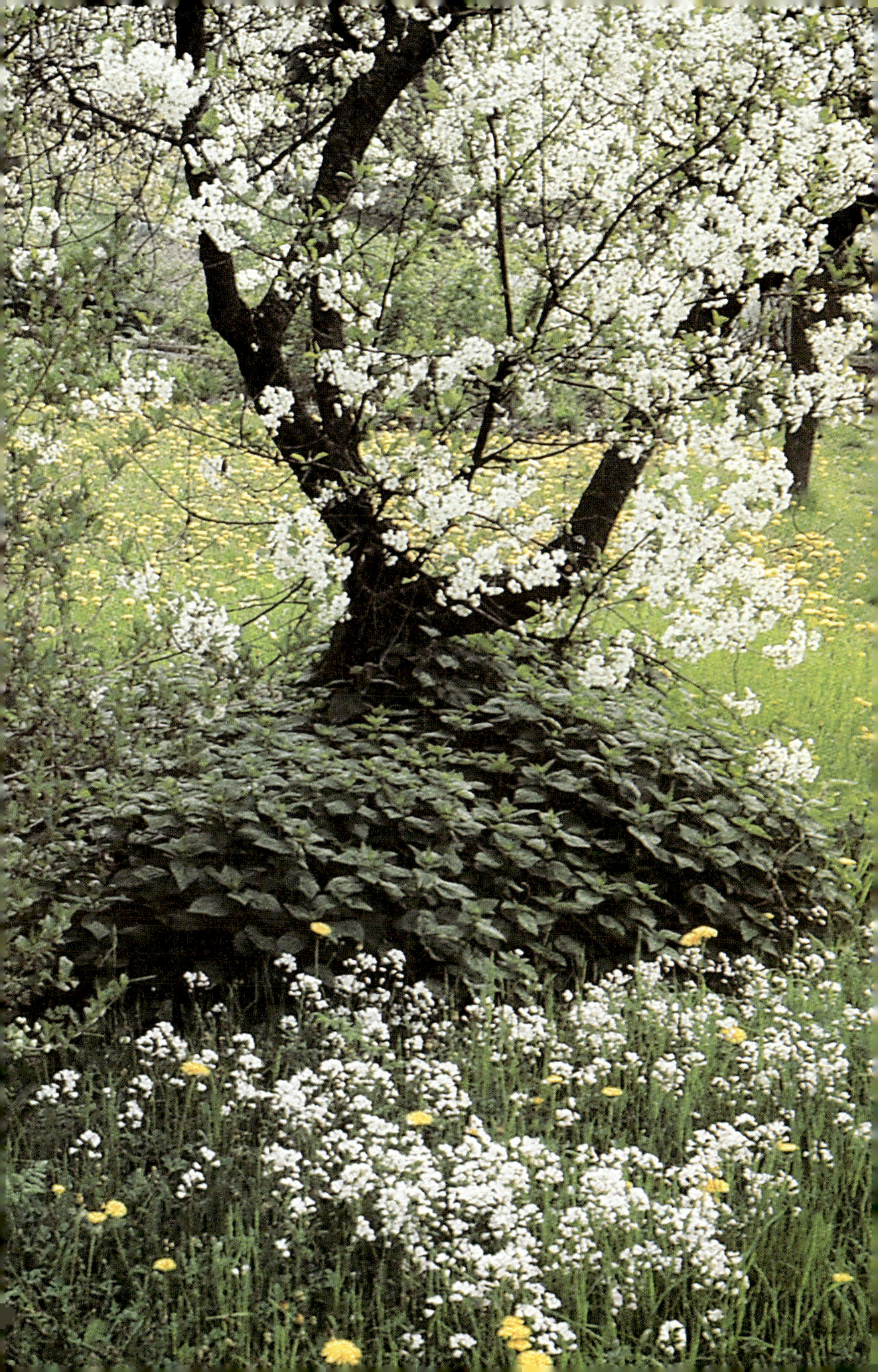

Besonders reich an traditionsgemäß genutzten Pflanzen sind die Hecken und ihr Unterwuchs. Nachdem viele Käfigvögel gerne an Zweigen knabbern, kann man hier vielleicht einen Holunder- oder Wildkirschenzweig oder auch Vogelbeeren entnehmen. Nicht reißen, sondern sorgfältig abschneiden!

Auch im Unterwuchs der Hecke gibt es Heilsames und Nahrhaftes. Hier können Sie Giersch und Brennesseln in bester Qualität ernten. Am Heckenrand läßt sich auch gut beobachten, wie der Hund Gras frißt. Er findet nämlich hier die von ihm sehr geschätzte Quecke, deren Ballaststoffe für die Verdauung und deren heilsame Inhaltsstoffe für die Funktion der Nieren notwendig sind.

Stillgelegte Äcker oder sich selbst überlassene Ödlandbereiche erweisen sich als die ergiebigsten Fundorte. Hier findet man beispielsweise das Ackerstiefmütterchen, Johanniskraut, Ackerschachtelhalm, Vogelknöterich, Gänsefingerkraut und Hirtentäschelkraut.

Feuchtbiotope in der Landschaft kann man aus Gründen des Naturschutzes nicht zum Sammeln von Heilpflanzen empfehlen. Wer Beinwell- und Baldrianwurzeln nutzen will, sollte sie in getrockneter Form kaufen und verarbeiten oder die Pflanzen im eigenen Garten anbauen.

Wiesen und Naturrasen, vor allem in eher magerer Ausprägung, bieten Heilkräuter in Hülle und Fülle. Löwenzahn und Gänseblümchen seien lobend erwähnt, dazu kommt im richtigen Magerrasen der Augentrost. Im zeitigen Frühling und nach dem Mähen der Wiesen im Sommer kann man Schafgarbe und Spitzwegerich sammeln. Verschiedene Kleearten und halbreife Grasfrüchte können hier als nahrhafter, vitaminreicher Futterzusatz gewonnen werden.

Der Lebensraum Wald bietet, ähnlich wie die Hecken, für Käfigvögel verschiedene Zweige zum Knabbern. Im Winter, wenn Grünzeug knapp ist, kann es auch einmal ein Fichtenzweig sein.

Der Garten – wichtigste Quelle für Heilpflanzen

Genau wie in der Landschaft gibt es auch im Garten unterschiedliche Lebensbereiche. Gehölze und Gehölzränder, Beete, Freiflächen mit Rasen oder Wiese, Steinanlagen sowie Kleingewässer mit ihren Uferzonen sind die wichtigsten. Bei Neuanlage oder Umgestaltung des Gartens sollten diese Lebensräume selbst in einem kleinen Garten bewußt eingeplant werden. Wenn Sie eine Vorliebe für Heil- und Gewürzpflanzen haben, können Sie solche Pflanzen bei der Gestaltung dieser Lebensräume miteinbeziehen.

Sollen Haustiere den Garten bevölkern, muß zusätzlich auf diesen Aspekt geachtet werden. Vor allem darf dann der Garten nicht allzu ordentlich und unkrautfrei sein, sondern sollte naturnah gehalten werden. Ordnungsliebe ist zwar eine lobenswerte Eigenschaft, aber die Ordnungsprinzipien der Natur sind andere als die für ein aufgeräumtes Wohnzimmer. Das wichtigste Ordnungsprinzip der Natur lautet: Lebensraum gibt es überall, selbst an Extremstandorten wie etwa Pflasterfugen zwischen Betonsteinen.

Wie man Tieren Kräuter und Medikamente verabreicht

Der Mensch ist ein Gewohnheitstier", sagt der Volksmund. Das Festhalten an bestimmten Gewohnheiten haben wir demnach von den Tieren übernommen. Mancher Hunde- oder Katzenbesitzer kann ein Lied davon singen, wie sein Tier geradezu eingeschworen ist auf das Futter einer ganz bestimmten Marke. Nicht selten reagiert es mit Beleidigtsein oder gar Verweigerung, wenn Sie es wagen, einmal etwas anderes zu füttern.

Gesunde Tiere an Kräuter gewöhnen

Und genau das gleiche geschieht natürlich, wenn Sie im Krankheitsfall plötzlich beginnen, dem Tier irgendwelche heilkräftigen, aber meist gar nicht schmackhaften Kräuter ins Futter zu mischen. Dann stehen Sie vor einem ähnlichen Problem wie die Hausfrau, die sich vorgenommen hat, die Familie mit einem Salat aus selbstgesammelten Heilkräutern, wie etwa Löwenzahn, Spitzwegerich, Schafgarbe und Gänseblümchenblätter, zu überraschen. Die Familie wird dann sinngemäß sagen: „Das schmeckt aber heute sehr ökologisch", was keineswegs als Lob zu verstehen ist. Wollen Sie eine solche Frühjahrskur mit der Familie beginnen, heißt es, vorsichtig einsteigen: Heute zwei junge Löwenzahnblättchen in den Salat geben, morgen können es schon vier sein, übermorgen nehmen Sie noch etwas Schafgarbe dazu usw.

Genauso gehen Sie bei Ihrem Tier vor: Wenn Sie wollen, daß im Krankheitsfall Kräuter verzehrt werden, fangen Sie am besten sofort damit an, das eine oder andere der im folgenden Kapitel beschriebenen Pflänzchen zur vorbeugenden Gesundheitsförderung ins Futter zu mischen. Am allerbesten ist es, gleich bei den Jungtieren zu beginnen, denn „jung gewohnt, alt getan". Wenn die Tiere von klein an gewöhnt sind, daß die Nahrung nach irgendwelchen Kräutern schmeckt, verweigern sie auch im Krankheitsfall die Heilpflanzen nicht.

Außerdem sollte häufiger, auch wenn das Tier gesund ist, ein dünner Kräutertee angeboten werden. Bei kleinen Tieren kann man den Tee mit einer Pipette oder, besser noch, mit einer Einmalspritze ohne Nadel eingeben, indem man das Tierchen möglichst auf den Rücken legt, gut festhält und die Pipette oder Spritze seitlich ins Mäulchen einführt. Bei größeren Tieren gehört viel Übung dazu, das Tier zum Trinken zu bringen, wenn es nicht mag. Aber das Üben lohnt sich im Hinblick auf den „Ernstfall".

Wenn beispielsweise Hund und Katze konstant Kräuter verweigern, gilt vielleicht bei gesunden Tieren „Hunger ist der beste Koch", nachdem wir in diesem Kapitel unsere Verhaltensregeln auf volkstümlichen Redensarten beziehen. Bei Vögeln ist das schwieriger, denn sie dürfen keinesfalls hungern. In diesem Fall ist eben konsequent das Sprichwort vom Gewohnheitstier anzuwenden.

Geduld und Geschick beim Verabreichen

Wenig Schwierigkeiten hat man im allgemeinen mit Kaninchen, Meerschweinchen, Hamstern und anderen Kleinsäugern, denn ihr Speisezettel enthält von Natur aus Kräuter aller Art. Aber auch hier muß man das Fertigfutter regelmäßig mit Kräutern anreichern, wenn im Krankheitsfall ungewohnte Kräuter gefressen werden sollen.

Die meisten Tiere haben irgendwelche besonderen Leckerbissen, für die sie fast alles tun würden. Oft ist es etwas von Herrchens oder Frauchens Teller. Das kann man sich zunutze machen, indem solche Leckerbissen bewußt als Belohnung eingesetzt werden. Auf diese Weise lernt das Tier: Zuerst muß ich etwas Unangenehmes schlucken oder tun, aber dann werde ich belohnt. Dieses Arrangement gehört zu den wichtigsten Erziehungsmaßnahmen bei Tier und Mensch und funktioniert bis ins hohe Alter. Das Medikament kann beim Hund auch, mit einem Leckerbissen gemischt, weit nach hinten ins Maul geschoben werden.

Flüssige Medikamente, also Tropfen, Tinkturen, homöopathische Arzneien oder Bach-Blütenessenzen, können dem Tier ebenfalls mit dem Futter oder Trinkwasser angeboten werden. Wenn es aber auf genaue Dosierung ankommt, muß man das Medikament direkt ins Maul praktizieren, indem man eine Lefze hochzieht und mit einer Einmalspritze ohne Nadel das Medikament in die Backentasche oder auf die Zunge bringt. Den Kopf des Tieres hält man leicht nach hinten und streicht mehrmals sanft von oben nach unten am Hals, genauer gesagt an der Speiseröhre entlang, damit der Schluck-Reflex ausgelöst wird. Katzen nehmen das Medikament manchmal ohne nennenswerte Schwierigkeit mit einem Löffel Milch. Fragen Sie im Zweifelsfall den Tierarzt oder Tierheilpraktiker, ob sich das Medikament mit Milch verträgt.

Für alle diese Verabreichungen muß aber gesagt werden, daß Sie das Tier „im Griff" haben müssen, und das ist nicht nur körperlich, sondern durchaus auch im übertragenen Sinn gemeint. Gerade in solchen Fällen ist es wichtig, daß Mensch und Tier diesen festen Griff und eventuell notwendige Manipulationen am Tier schon vorher geübt haben. Kleine Tiere können meistens gut auf dem Schoß festgehalten werden. Ein größeres Tier stellt man tunlichst auf einen Tisch, wo man es mit dem linken Oberarm und der Ellenbeuge vorsichtig, aber doch fest an den Leib drücken kann. Mit der linken Hand hält man den Kopf, so daß er nicht auf die Seite gedreht werden kann. Mit der rechten Hand kann dann das Medikament eingegeben werden. In solchen schwierigen Situationen ist es nützlich, wenn das Tier außer zur eigentlichen Bezugs-

Die Vogelmiere einem Vogel zu verabreichen ist kinderleicht. Er weiß sofort: „Jetzt gibt es etwas Gutes!"

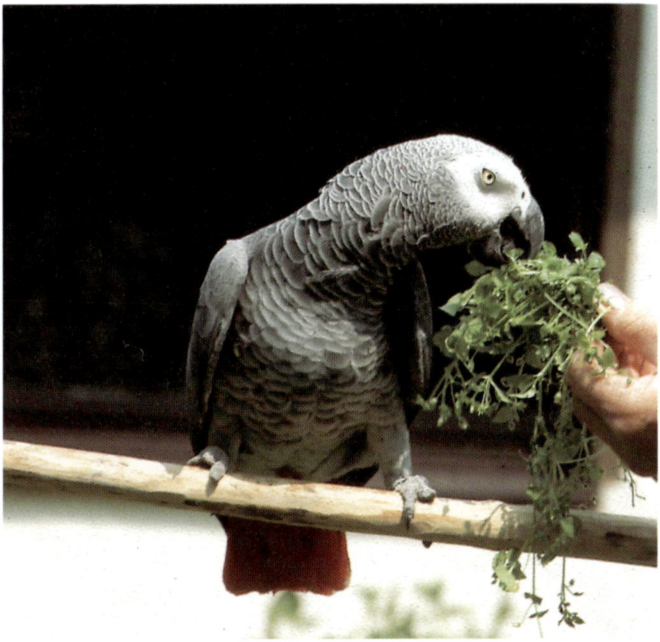

person noch zu jemand anderem genügend Vertrauen hat, so daß es sich festhalten läßt.

Bei Vögeln sieht das alles zwar leichter aus, ist aber in Wirklichkeit fast noch schwieriger; denn sie haben wohlweislich Angst um ihr kostbares Federkleid und mögen es daher nicht, wenn man sie anfaßt, auch dann nicht, wenn es aus Liebe geschieht. Am besten funktioniert es, wenn man ein Tuch, je nach Größe des Vogels z.B. ein Taschentuch oder eine Serviette, um den Vogel legt und das Tier dann vorsichtig mit dem Tuch hält.

Homöopathische Arzneien und Bach-Blütenessenzen enthalten hohe Prozentsätze an Alkohol. Tiere haben aber eine recht empfindliche Leber. Deshalb dürfen die vorgeschriebenen Dosierungen nicht überschritten werden, weder wenn dem Tier das Medikament sehr gut tut, noch wenn es nichts geholfen hat.

Obwohl es eigentlich selbstverständlich ist, sei betont, daß bewußtlosen Tieren (und Menschen) keine Medikamente eingeflößt werden dürfen.

Äußere Anwendungen

Bäder sind bei Menschen eine probate Heilmethode, um über die Haut Wirkstoffe, wie etwa ätherische Öle, zuzuführen oder auch um heilsame Temperaturreize zu setzen. Für Tiere sind Bäder in dieser Form kaum praktizierbar, denn das Bad hat für das Tier eine andere Funktion als für den Menschen. Deshalb ist zu empfehlen, einen rauhen Lappen oder besser einen Schwamm in die Badeflüssigkeit zu tauchen und das Tier damit abzureiben. Das wird besonders bei Parasitenbefall in dieser Form durchgeführt. Zur Behandlung von Verletzungen und eitrigen Wunden wird ein Mull-Lappen verwendet, der nachher weggeworfen wird, oder ein Lappen, der vor und nach dem jeweiligen Gebrauch ausgekocht wird, beispielsweise ein Stück eines ausrangierten Handtuchs. Für Umschläge wird ein Mulltuch in die lauwarme Flüssigkeit eingetaucht und mit einer Binde gut befestigt. In vielen Fällen sollte der Umschlag in etwa 20- bis 30minütigem Abstand erneuert werden. Wenn sich ein Tier verzweifelt gegen solche Behandlungen wehrt, ist es gesünder, dem Tier (und vielleicht auch sich selbst) diese Form von Streß zu ersparen.

Die Ohren der Tiere bedürfen besonderer Pflege, vor allem im Hinblick auf Milbenbefall. Ob Wattestäbchen gut dafür geeignet sind, sei dahingestellt. Schon bei einem temperamentvollen Menschenbaby kann das Probleme geben und erst recht bei einem eigensinnigen Tier. Soll der Gehörgang behandelt werden, dreht man am besten den Rand eines Papiertaschentuchs guter Qualität fest ein, taucht ihn in die zur Behandlung vorgesehene Flüssigkeit oder in die Salbe und fährt damit vorsichtig unter leichter Drehung ins Ohr. Salbe, die zu fest ist, kann leicht im Wasserbad erwärmt werden. In den tieferen Teilen des Gehörgangs hat man als Laie nichts zu suchen, und auch Tropfen sollten nur dann ins Ohr geträufelt werden, wenn es der Tierarzt oder Tierheilpraktiker verordnet hat und beibringt, wie es geht.

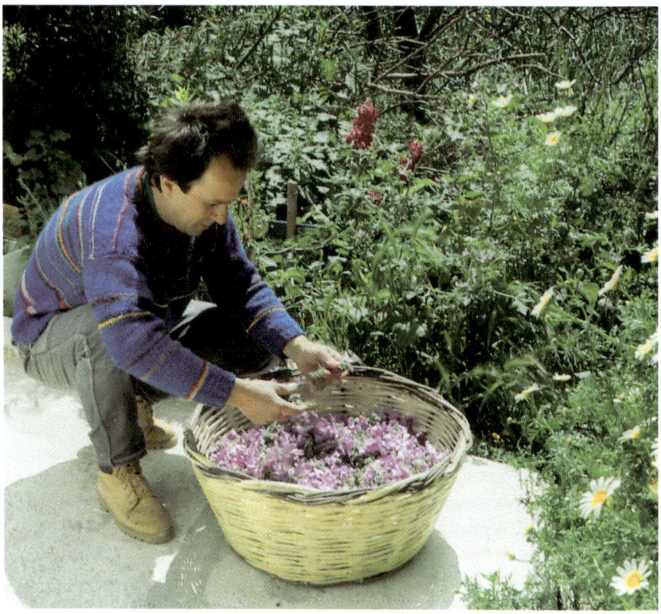

Hier werden frisch geerntete Malvenblüten sorgfältig verlesen. Sie müssen sehr rasch und luftig getrocknet werden.

Anwendung und Wirkung heilkräftiger Pflanzen

Aus der Fülle an heilkräftigen Pflanzen, die unsere Natur anbietet, wurden für dieses Kapitel solche ausgewählt, die einfach und sicher erkennbar sind, denn nur was man wirklich kennt, darf man verwenden. Die vorgestellten Pflanzen sind in der Natur leicht auffindbar oder ohne Schwierigkeit im Garten heranzuziehen. Ihre Wirkung und Unschädlichkeit sollte erprobt sein. Allerdings liegen für die meisten Heilpflanzen keine exakten Untersuchungen über die Dosierung und die Wirkung auf Tiere vor, aber erfahrungsmedizinisch gibt es eine Fülle guter und erprobter Ratschläge, die ich Ihnen in diesem und weiteren Kapiteln vorstellen möchte. Ausgewählt wurden solche Pflanzen, die heilend oder vorbeugend oder auch zur unterstützenden Therapie bei bestimmten Krankheiten eingesetzt werden können. Bei manchen Pflanzen ist der Übergang zwischen heilender Arznei und gesundem Nahrungsmittel fließend. Pflanzen, die keine spezifische physiologische Heilwirkung haben, sondern einfach nur nahrhaft und allgemein gesundheitsfördernd sind, werden in einem eigenen Kapitel behandelt (s. Seite 81 ff.). Die Pflanzen sind alphabetisch angeordnet, um das Nachschlagen zu erleichtern.

Bei Kulturpflanzen und allgemein bekannten Pflanzen, wie etwa dem Gänseblümchen, wird auf eine genaue Beschreibung der Pflanze verzichtet. Bei nicht ganz so gut bekannten Pflanzen werden die wichtigsten Kennzeichen beschrieben. Aber bitte sammeln Sie nur, was Sie wirklich genau kennen. Pflanzen, die auch in der Humanmedizin eingesetzt werden, kann man in getrocknetem Zustand – als Droge – in der Apotheke kaufen.

Allgemeine Ratschläge für Ernte und Aufbereitung

Wenn Blätter und Blüten von Heilpflanzen getrocknet werden sollen, darf man sie vorher nicht waschen. Günstigste Sammelzeit für Pflanzen ist der späte Vormittag bei trockenem Wetter. Auf keinen Fall dürfen die Pflanzen regennaß sein, und auch der Tau muß abgetrocknet sein. Nur Wurzeln werden vor dem Trocknen gründlich gereinigt, am besten mit einer Bürste unter fließendem Wasser. Wurzeln werden vor dem Trocknen gespalten oder ein wenig zerkleinert. Zum Trocknen werden die Pflanzen auf weißes Papier ausgebreitet, oder sie können auch zu Sträußen gebündelt aufgehängt werden. Mit wenigen Ausnahmen werden die Pflanzen an einem schattigen, luftigen Platz getrocknet. Sie müssen nach dem Trocknen noch ihre Eigenfarbe haben; d.h.,

sie dürfen nicht braun oder schwarz werden. Wenn das geschieht, sind sie wertlos und müssen weggeworfen werden.
Aufbewahrt werden getrocknete Pflanzen in verschlossenen Gläsern oder Kunststoffbehältern. Wurzeldrogen und stark aromatische Pflanzen sollte man in luftdicht verschlossenen Schraubgläsern aufheben.
Rezeptangaben für Tee beziehen sich in der Regel auf die getrocknete Droge. Soll der Tee aus frischen Pflanzen zubereitet werden, nimmt man gewichtsmäßig etwa die fünf- bis zehnfache Menge, denn frische Pflanzen bestehen zu fast 90 % aus Wasser.

Ackerschachtelhalm
(Equisetum arvense)

Botanische Informationen, Vorkommen:

Er gehört zu den Sporenpflanzen, Familie Schachtelhalmgewächse (Equisetaceae). Im zeitigen Frühling erscheinen braune Sporentriebe, die der Fortpflanzung dienen. Nach deren Absterben kommen die quirlig verzweigten Sprosse. Sie haben niemals an der Spitze einen bräunlichen Sporenstand, wie es bei manchen anderen Schachtelhalmarten der Fall ist. Die Stengelscheiden haben 8 bis 12 dunkelbraune Zähnchen. Wichtiges Erkennungsmerkmal: Das untere Glied der Seitentriebe ist länger als die zugehörige Stengelscheide. Der Schachtelhalm hat recht rauhe Triebe, weshalb er früher zum Scheuern von Geschirr und vor allem zum Polieren von Zinn verwendet wurde. Deshalb ist er auch unter dem Namen „Zinnkraut" bekannt.

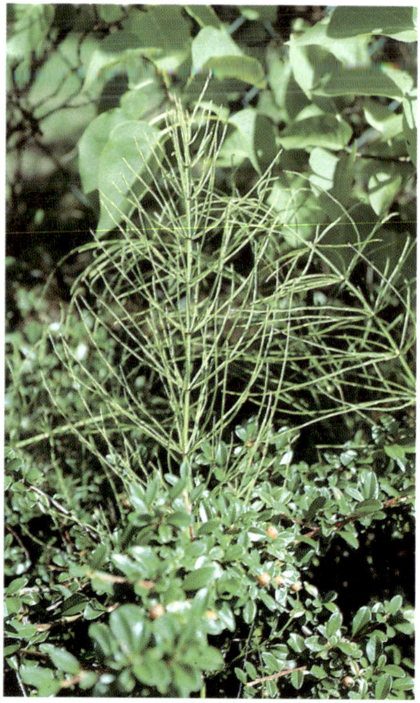

Zinnkraut im Garten: kein gutes Zeichen für die Bodenqualität

Er wächst auf Äckern, an Wegrändern und in Unkrautfluren. Im Garten ist der Schachtelhalm unerfreulich, denn er zeigt Staunässe im Untergrund an und ist nur sehr schwer zu jäten.

Verwechslungsmöglichkeit:

Der Sumpfschachtelhalm *(Equisetum palustre)* sieht besonders als Jungpflanze dem Ackerschachtelhalm ziemlich ähnlich. Er hat aber kürzere Seitentriebe und an der Spitze des Haupttriebes eine kleine bräunliche Sporenähre. Er wächst an feuchten, sumpfigen Standorten. *Vorsicht: Sumpfschachtelhalm ist giftig!* Er enthält das Alkaloid Palustrin. Vergiftungen bei Weidetieren sind bekannt. Der Waldschachtelhalm *(Equisetum sylvaticum)* und der Riesenschachtelhalm *(Equisetum telmateia)* gelten auch als giftig.

Ernte und Aufbereitung:

Im Frühsommer werden die grünen Triebe kurz über dem Boden abgeschnitten und zum Trocknen aufgehängt. Nach dem Trocknen werden die Pflanzen zerkleinert.

Inhaltsstoffe, Wirkung, Verwendung:

Durch seinen hohen Gehalt an Kieselsäure (bis 10 % in der getrockneten Droge) ist er das Mittel der Wahl, wenn es darum geht, vorbeugend oder heilend das Bindegewebe zu stärken. Kaliumsalze, Flavonoide und Saponine erweitern das Wirkungsspektrum.
Schachtelhalm ist für Hunde, Katzen, Kleinsäuger und Vögel geeignet. Degenerative Gelenkerkrankungen, Nierenschwäche, Blasenerkrankungen und chronische Bronchitis sind wichtige Anwendungsbereiche. Wegen seiner entwässernden Wirkung kann er vor allem auch bei älteren Tieren eingesetzt werden, die aufgrund von Herzschwäche an Wassersucht leiden. Schachtelhalm wird den Tieren im allgemeinen als Tee im Trinknapf verabreicht. Besonders für Vögel kann das getrocknete Kraut auch als feines Pulver – am besten zerstößt man es mit einem Mörser – ins Futter gemischt werden: für kleine Vögel eine Messerspitze, für große Vögel bis zu einem gestrichenen halben Teelöffel. Diese Art der Verabreichung ist auch bei Hunden und Katzen möglich, wenn der Tee nicht angenommen wird.

Rezept für Schachtelhalmtee:

Über die beste Methode, Schachtelhalmtee zuzubereiten, besteht in Fachkreisen keine Einigkeit. Nach neuesten Untersuchungen wird die Kieselsäure am besten auf folgende Weise aufgeschlossen: 2 bis 3 Teelöffel getrocknetes Schachtelhalmkraut in einem Topf mit ¼ Liter kochendem Wasser übergießen, 5 Minuten kochen, 10 Minuten ziehen lassen, abseihen.

Schachtelhalmtee hat keinen ausgeprägten Eigengeschmack und wird deshalb von den meisten Tieren angenommen: verdünnt beginnen, den Tee leicht süßen, die Kur etwas verlängern.
Im anthroposophischen Heilkonzept spielt die Kieselsäure in der Ernährung von Mensch und Tier als Heilmittel und für die vorbeugende Gesundheitspflege eine herausragende Rolle. Die modernen Nahrungsmittel für Mensch und Tier genügen häufig nicht zur optimalen Kieselsäureversorgung des Organismus. Deshalb ist Schachtelhalmtee nicht nur zur Behandlung der genannten Krankheiten zu empfehlen, sondern man sollte vorbeugend zweimal im Jahr eine jeweils 6wöchige „blutreinigende" und aufbauende Teekur durchführen. Tiere haben nach einer solchen Teekur ein deutlich schöneres, glänzendes Fell bzw. ein gesundes Federkleid.

Die äußere Anwendung des Tees für Bäder und Umschläge ist zum Blutstillen sowie zur Behandlung von Geschwüren, Ekzemen und schlecht heilenden Wunden zu empfehlen. In der bäuerlichen Volksmedizin sind auch Salben zur Behandlung von Ekzemen am Euter und zum Einreiben bei Krätze überliefert (s. Seite 68).
Bei Papageien, die unter dem sogenannten „Federrupfen" leiden, sollte unbedingt eine 6- bis 8wöchige Kur mit dem Schachtelhalm versucht werden, weil häufig Mangel an Kieselsäure eine der Ursachen für diese schwierig zu behandelnde Verhaltensstörung ist.

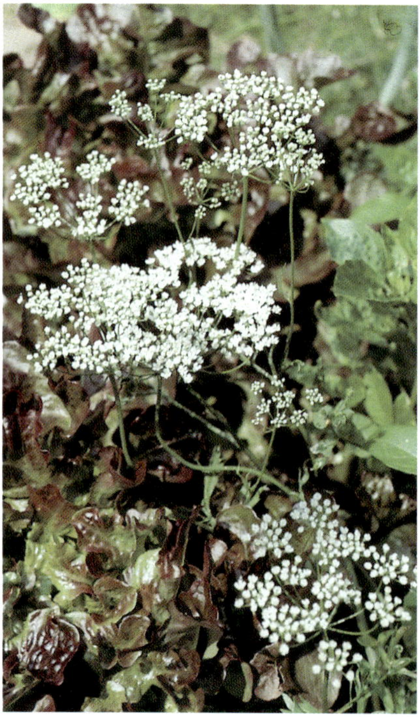

Die reich blühenden Anispflanzen lassen eine gute Ernte erwarten.

Anis
(Pimpinella anisum)

Botanische Informationen, Kultur:

Anis gehört zur Familie der Doldenblütler (Umbelliferae). Wenn Sie einen Garten in einer warmen Gegend haben oder einen geschützten Balkon, können Sie Anis selbst anbauen. Verwendet werden die reifen Früchte.

Inhaltsstoffe, Wirkung, Verwendung:

Der wichtigste Wirkstoff des Anis ist das angenehm duftende ätherische Öl. Anis sollte besonders gegen Blähungen bei Hunden, Katzen und Kaninchen eingesetzt werden. Außerdem wirkt er krampflösend. Er kann als leicht gesüßter Tee verabreicht werden.

Zubereitung:

1 gehäufter Teelöffel Anisfrüchte wird leicht zerstoßen, am besten in einem Mörser; anschließend mit ¼ Liter kochendem Wasser übergießen, 10 Minuten ziehen lassen, absieben.
Bei Bronchitis und Husten wird Hunden, Katzen oder Kaninchen Anispulver ins Futter gemischt. Kaninchen und Katzen erhalten etwa 1 bis 2 Gramm pro Tag, Hunde je nach Größe 2 bis 5 Gramm. Manche Tiere verzehren das Anispulver gerne mit Honig gemischt und auf eine Brotrinde gestrichen.
Genau wie Fenchel steht Anis im Ruf, die Milchsekretion anzuregen. Deshalb kann man Tieren schon kurz bevor sie werfen und auch nachher noch Anispulver ins Futter rühren, etwa in der vorhin angegebenen Menge.

Arnika
(Arnica montana und Arnica chamissonis)

Botanische Informationen:

Arnika gehört zur Familie der Korbblütler (Compositae) und steht wildwachsend unter Naturschutz. Will man sie verwenden, so kauft man die getrocknete Droge. *Arnica montana* läßt sich im Garten nur schwer kultivieren. Für den Anbau im Garten eignet sich die aus Nordamerika stammende *Arnica chamissonis,* deren Blütenköpfe unserer einheimischen Arnika von den Inhaltsstoffen her gleichwertig sind.

Inhaltsstoffe, Wirkung, Verwendung:

Von den zahlreichen Inhaltsstoffen der Arnika sind jene hervorzuheben, die eine desinfizierende, entzündungshemmende, wundheilende Wirkung haben. Deshalb steht die äußere Anwendung bei Zerrungen, Quetschungen, Blutergüssen sowie infizierten und schlecht heilenden Wunden im Vordergrund. Verwendet wird vor allem der Tee für Umschläge bei stumpfen Verletzungen oder zum Auswaschen von infizierten, „schmierigen" Wunden. Frische Wunden sollten nicht mit Arnika-, sondern mit Ringelblumen- oder Kamillentee behandelt werden (s. Seite 66 und Seite 49). Arnika-Tinktur ist ein Auszug mit 70%igem Alkohol und Arnika-Spiritus mit 30%igem Alkohol. Arnika-Tinktur wird im allgemeinen tropfenweise innerlich gegeben; Arnika-Spiritus wird für Teilbäder und Umschläge verwendet und zwar 1 Eßlöffel auf ¼ Liter Wasser.

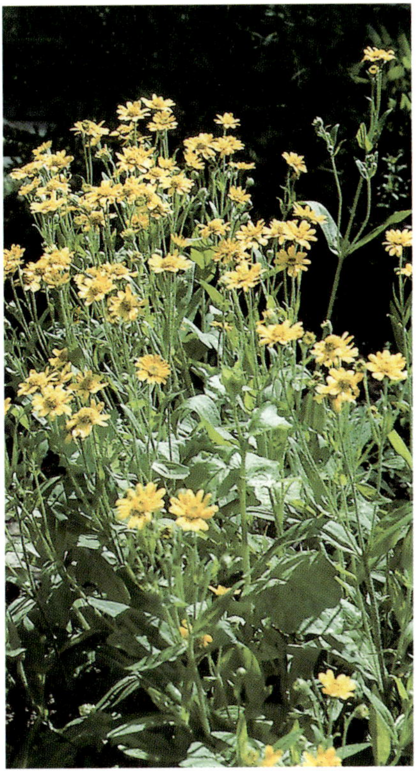

***Arnica chamissonis* ist zur Kultur im Garten sehr zu empfehlen.**

Rezept für Arnikatee:

1 bis 2 Teelöffel getrocknete Arnikablüten mit ¼ Liter kochendem Wasser übergießen, 10 Minuten ziehen lassen, abgießen.

Verwendung in der Tierheilkunde:

Arnika kann für alle Tiere eingesetzt werden. Bei Prellungen, Zerrungen und entzündeten Gelenken kann der Tee im

Verhältnis 1:1 verdünnt als Umschlag verwendet werden, ebenfalls zum Auswaschen von infizierten Wunden. Auch Arnika-Spiritus kann in der beschriebenen Verdünnung für diese Zwecke eingesetzt werden.

Anmerkung:

In der traditionellen Volksmedizin und in der bäuerlichen Tierheilkunde wird im allgemeinen nicht gekleckert, sondern geklotzt. Das heißt, man verwendet Arnikatee, Arnika-Spiritus und Arnika-Tinktur in wesentlich konzentrierterer Form, so zum Beispiel für Umschläge in der Verdünnung 1 Teelöffel Arnika-Spiritus auf 1 Eßlöffel Wasser. Ich kann solche Empfehlungen nicht guten Gewissens weitergeben, denn Vorsicht: Beim Menschen sind Hautreizungen oder allergische Reaktionen nach der Behandlung mit Arnika nicht selten. Das ist bei Tieren sicher auch möglich, deshalb Arnika lieber nicht überdosieren und keinesfalls für die Augen und auch nicht für frische Wunden verwenden!
Bei Operationen von Tieren, etwa Kastration oder Sterilisation von Katzen, berichten die Besitzer von guten Erfahrungen, wenn man den Tieren 2 Tage vor und 4 bis 6 Tage nach der Operation 2 bis 3 Tropfen Arnika-Tinktur einmal täglich ins Futter mischt.
Auch die Homöopathie schätzt die Arnika sehr. Einige zur Selbstmedikation geeignete Anwendungen werden auf Seite 111 f. vorgestellt.

Augentrost

(Euphrasia rostkoviana und andere Arten)

Botanische Informationen, Pflanzenbeschreibung, Vorkommen:

Augentrost gehört zur Familie der Rachenblütler (Scrophulariaceae). Er wird 10 bis 20 cm hoch und ist stark verästelt. In den Achseln der gesägten gegenständigen Blättchen sitzen weißliche oder blaßlila Blütchen mit einem auffallenden gelben Fleck auf der Unterlippe. Meistens sind die Blütchen dunkelviolett geädert. Blütezeit ist vom Spätsommer bis in den Herbst. Gesammelt und getrocknet wird das blühende Kraut, das es getrocknet auch in der Apotheke zu kaufen gibt.

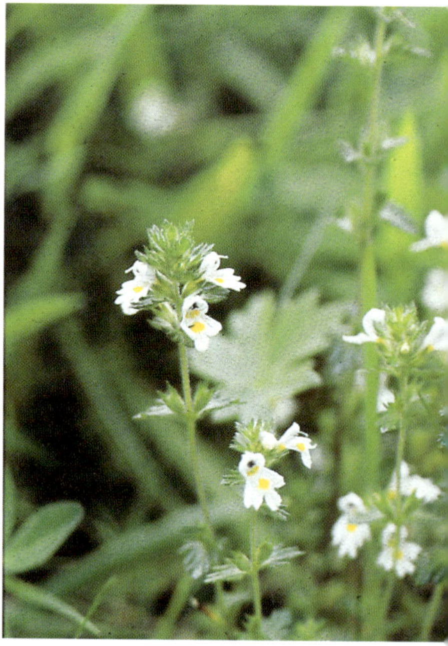

Die Augentrost-Arten sind typische Pflanzen im Magerrasen. Sie wachsen auch im Gebirge.

Augentrost wächst auf Wiesen und Weiden, vor allem an mageren Standorten.

Inhaltsstoffe, Wirkung, Verwendung:

Das Kraut enthält Glykoside, Flavonoide, Gerb- und Bitterstoffe sowie eventuell, je nach Art und Standort, auch einige Alkaloide. Die Pflanze ist deshalb nicht ganz ungiftig, und es wurden schon Vergiftungserscheinungen beim Weidevieh beobachtet, wenn im Spätsommer viel Augentrost gefressen wurde. Dennoch gibt es für Bindehautentzündungen und andere Augenprobleme bei Mensch und Tier kaum etwas besseres als Spülungen mit Augentrost-Tee, am besten gemischt mit Fenchelsamen, etwa im Verhältnis 3:1. Auch

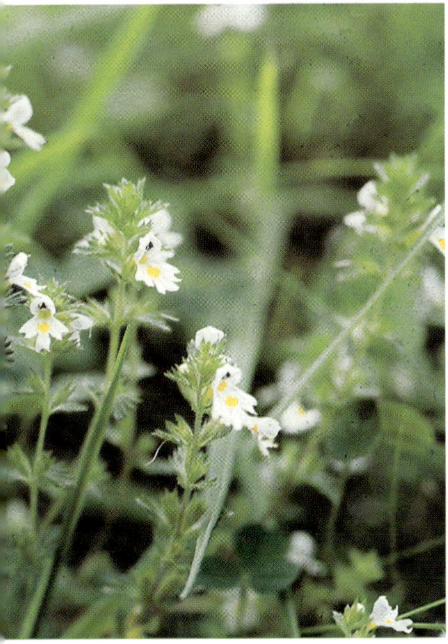

fertige Augentropfen und Tinkturen enthalten häufig Augentrost.

Rezept für Teemischung:

1 bis 2 gehäufte Teelöffel mit ¼ Liter kochendem Wasser übergießen, 10 bis 15 Minuten ziehen lassen, abseihen. Vor der Anwendung eine kleine Prise Salz in den Tee mischen.

Augenentzündungen können bei allen Tieren vorkommen. Die Ursachen können vielfältiger Natur sein, wie etwa Reizung aufgrund von Durchzug, Infektion mit Bakterien, Viren, Schimmel- oder Hefepilzen, Verletzungen, Fremdkörper vor allem bei zu feiner Einstreu oder Befall mit Milben um das Auge herum. Milbenbefall erkennt man bei Vögeln häufig an grauen Wucherungen um die Augen und am Schnabel, besonders charakteristisch bei Wellensittichen. Außerdem kratzt sich der Vogel und überträgt dadurch die Milben auf andere Körperteile.
Die Ursache für die Augenkrankheit muß vom Tierarzt geklärt werden. Eventuell werden Augentropfen verordnet. Zur unterstützenden Therapie werden die Augen 3- bis 4mal täglich mit einem weichen Läppchen (nicht mit Watte!) ausgewaschen, das immer wieder in Augentrost-Tee getaucht wird. So werden auch verklebte Augen bei den Tieren behandelt.
Besonders empfehlenswert ist die gleichzeitige äußere und innere Behandlung mit Augentrost-Tee. Er wird den Tieren, eventuell leicht gesüßt, im Trinknapf angeboten.

Bei allen Augenerkrankungen ist auch grundsätzlich zu prüfen, ob die Tiere genügend Vitamin A erhalten. Dieses Vitamin ist in Leber und Milchprodukten enthalten oder als Vorstufe in Gelben Rüben und grünen Pflanzenteilen. Eventuell müssen Vitamintropfen gegeben werden.

Baldrian
(Valeriana officinalis)

Botanische Informationen, Vorkommen:

Arznei-Baldrian gehört zur Familie der Baldriangewächse (Valerianaceae) und

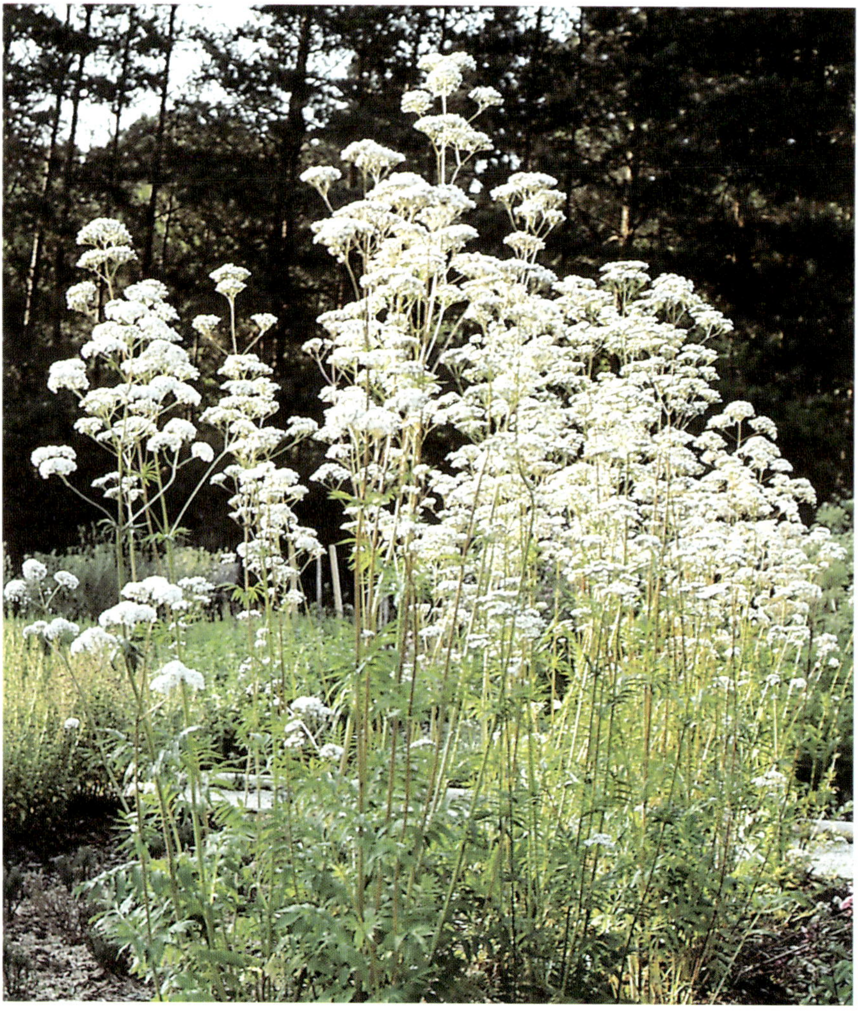

ist demnach mit dem Feldsalat verwandt. Die Art ist sehr formenreich, d.h., die Pflanzen können unterschiedlich hoch sein, die Blätter unterschiedlich groß werden und die Blütenfarbe kann von weiß bis dunkelrosa variieren. Baldrian wächst auf feuchten Wiesen, an Gräben und an Flußufern, aber erstaunlicherweise bisweilen auch auf trockenen Dämmen und in lichten Wäldern.

Ernte und Aufbereitung:

Wer Baldrian selbst ernten und aufbereiten möchte, sollte ihn nicht der Natur entnehmen, sondern im Garten anbauen. Der zweijährige faserige Wurzelstock wird im September geerntet, gut gewaschen, gespalten und zum Trocknen auf eine Schnur gezogen. Der charakteristische Baldriangeruch entwickelt sich erst beim Trocknen.

Inhaltsstoffe, Wirkung, Verwendung:

Weil Baldrian in der Natur, wie schon gesagt, sehr formenreich auftritt, liegen seine beruhigenden, krampflösenden Inhaltsstoffe und sein charakteristisches ätherisches Öl in den Wurzeln in sehr unterschiedlicher Konzentration vor. Er galt in der Humanmedizin früher als Allheilmittel und wurde sogar gegen die Pest eingesetzt. Gegenwärtig wird er vor allem als Schlaf- und Beruhigungsmittel empfohlen, obwohl er keineswegs auf alle Menschen beruhigend wirkt. Auf jeden Fall muß er aber hoch dosiert werden.

Medizinischer Baldrian ist eine wahre Zierde im Garten.

Wirkung auf Tiere:

Ob Baldrian beispielsweise als Tee, als Tropfen oder in gepulverter Form für Tiere als Beruhigungsmittel eingesetzt werden kann, ist nicht ausreichend untersucht. In der „Zigeunermedizin" gibt es ein Rezept, nach dem Herzschwäche und Atemnot älterer Hunde (ähnlich wie bei älteren Menschen) mit einem starken Baldriantee behandelt werden:

Rezept für Baldriantee:

½ Handvoll Wurzeln mit ½ Liter Wasser aufkochen, ziehen lassen, abgießen, 1 Tropfen Arnikatinktur zufügen und dem Hund jede Stunde 1 Teelöffel geben. Versuchen Sie es, es schadet sicher nicht.

Daß sein Duft, etwa beim Trocknen der Wurzeln, Katzen von weit her unwiderstehlich anzieht, ist geradezu sprichwörtlich. Selbst die vernünftigste Katze verliert ihre würdevollen Manieren, wälzt sich, kreischt, und verdreht die Augen beim Duft von Baldrian. Also nichts ist es mit der Beruhigung! Katzenhalter berichten allerdings, daß man Tiere für „Bravheit" mit etwas Baldriantee belohnen kann, beispielsweise fürs Stillhalten beim Kämmen oder Krallenschneiden. Auch weniger beliebtes Futter oder Medizin kann mit einem Löffelchen Baldriantee schmackhafter gemacht werden. Für den Baldriantee eine Prise zerkleinerter Baldrianwurzel in ¼ Tasse Wasser mindestens 1 Stunde lang einweichen, nicht kochen, nur gut umrühren, ganz leicht süßen.

Bärlauch
(Allium ursinum)

Siehe unter Knoblauch *(Allium sativum)*, Seite 52.

Basilikum
(Ocimum basilicum)

Botanische Informationen, Kultur:

Dieses köstlich duftende Würzkraut gehört zur Familie der Lippenblütler (Labiatae). Es gedeiht am besten an einem warmen, sonnigen Platz im Garten, aber man kann es auch gut in Blumenschalen oder Kästen ziehen.

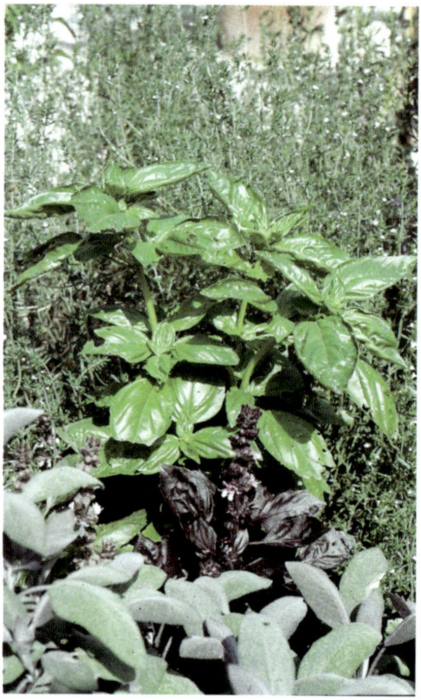

Basilikum gilt als „königliches" Würzkraut.

Wirkung, Verwendung:

Hunde und Katzen sollte man daran gewöhnen, daß ihr Futter mit Kräutern gewürzt wird. Das fördert die Verdauungsvorgänge in Magen und Darm, verhindert Blähungen, regt die Nieren an und dient der Versorgung mit Spurenelementen. Basilikum spielt hierbei eine wichtige Rolle. Auch tropischen Vögeln, vor allem Papageien und Wellensittichen, sollte man immer wieder das ebenfalls aus ihrer tropischen Heimat stammende Basilikum anbieten, denn es ist anzunehmen, daß die Vögel dort auch das Basilikum oder ähnliche Kräuter verzehren. In der Aromatherapie für Menschen wird dem ätherischen Öl des Basilikums eine erhebende, motivierende Wirkung auf Geist und Seele zugeschrieben. Warum sollten unsere Haustiere nicht einen ähnlichen Effekt spüren?

Beifuß
(Artemisia vulgaris)

Botanische Informationen, Vorkommen:

Beifuß, Familie Korbblütler (Compositae), ist mit dem milderen Estragon und mit dem sehr bitteren Wermut verwandt. Er wächst an Wegrändern, Straßenböschungen sowie im städtischen und dörflichen Ödland. Man kann ihn im Garten ansiedeln, indem man an sonnigen, trockenen Stellen etwas Beifußsamen ausstreut, den man bei einem Spaziergang am Wegrand geerntet hat. Irgendwo geht er in jedem Fall auf und man läßt ihn dann stehen, wo es genehm ist.

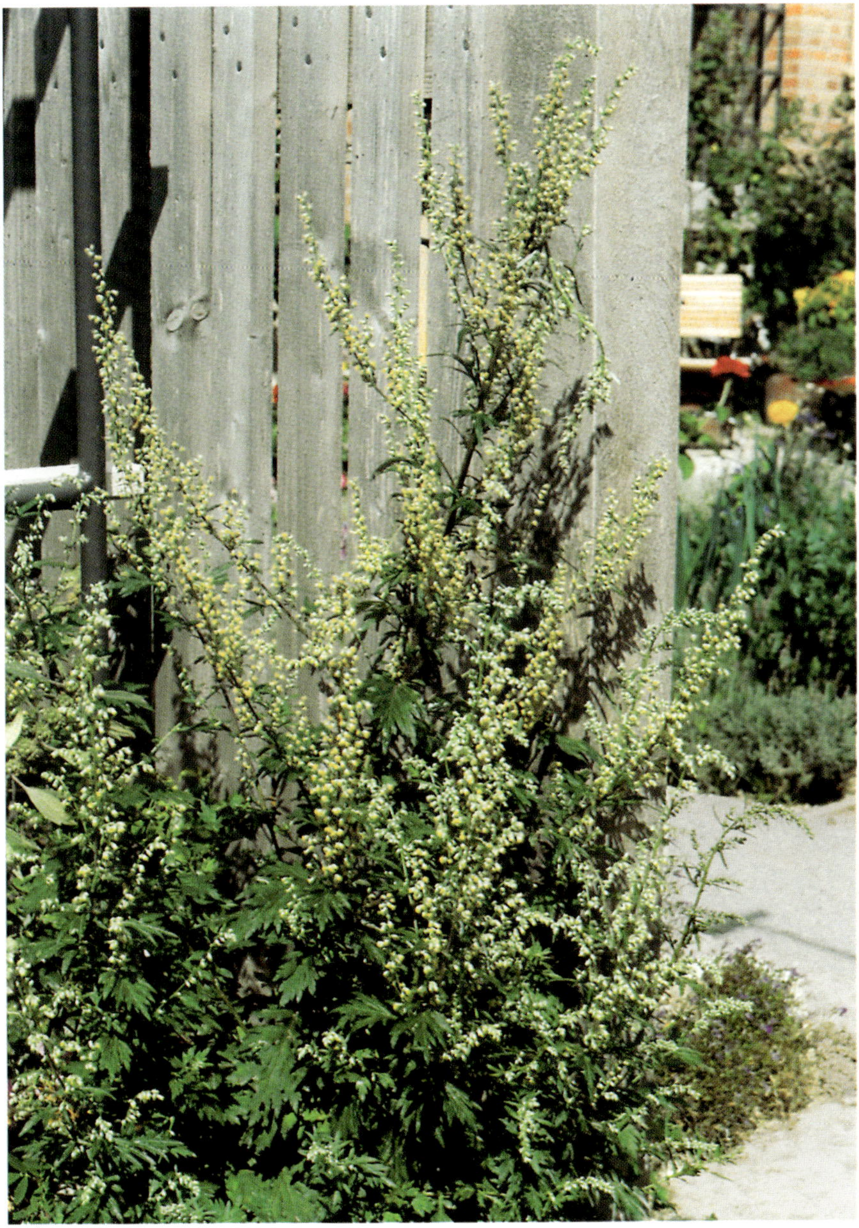

Auf der Sonnenseite der Scheune, am Zaun oder auch im Beet wächst der leicht bittere Beifuß.

Geerntet und getrocknet werden im Frühsommer jene Zweige, die eben Blütenknospen ausgebildet haben. Sie sollten in einem Schraubglas aufbewahrt werden.

Inhaltsstoffe, Wirkung, Verwendung:

Der wertvollste Inhaltsstoff ist das würzig duftende ätherische Öl Cineol, das vor allem in den Drüsenhaaren der Blütchen enthalten ist. Bitterstoffe befinden sich vor allem in den Blättern.
Beifuß sollte für Mensch und Tier sparsam, aber häufiger eingesetzt werden als es derzeit geschieht. Er kann allen Säugetieren ins Futter gemischt werden. Vor der Verwendung sollte man die Blütchen in einem Mörser zerreiben. Beifuß fördert die Verdauung und regt den Appetit an. Er beeinflußt die Magensaftproduktion und den Gallefluß sehr günstig. Appetitlosigkeit der Tiere, als Begleiterscheinung oder Nachwirkung verschiedener Erkrankungen, kann vom Goldhamster bis zur Kuh mit Beifuß behandelt werden. Kleinsäuger, wie Goldhamster, Streifenhörnchen oder Meerschweinchen, erhalten täglich 1 Messerspitze, Kaninchen und Katzen ½ gestrichenen Teelöffel, Hunde je nach Größe bis zu 2 gestrichene Teelöffel und die Kuh, weil sie vorhin erwähnt wurde, 25 Gramm. Beifuß hat eine lange Tradition bei der Entwurmung. Jede tierärztlich verordnete Therapie gegen Eingeweidewürmer kann mit Beifuß unterstützt werden, wobei die eben angegebenen Mengen verdoppelt werden.

Beinwell
(Symphytum officinale)

Komfrey
(Symphytum asperum)

Botanische Informationen, Vorkommen:

Beinwell ist ein Rauhblattgewächs (Boraginaceae). Von Natur aus wächst der violett blühende Arznei-Beinwell an Gräben, Bächen und auf nassen Wiesen. Wenn Sie einen Garten besitzen, sei anstelle des wildwachsenden Arznei-

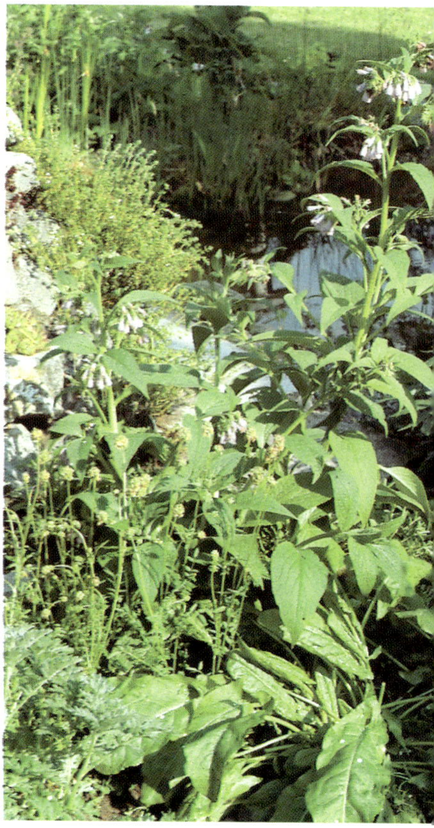

Komfrey gedeiht sehr gut neben dem Gartenteich.

Beinwells der Komfrey empfohlen, der insgesamt stattlicher und ergiebiger ist als unser einheimischer Beinwell. Der Komfrey kann ins Beet oder neben den Gartenteich gesetzt werden. Er läßt sich leicht durch Ableger aus dem Wurzelstock vermehren.

Ernte und Aufbereitung:

Verwendet wird die Wurzel, die es getrocknet auch in der Apotheke zu kaufen gibt. Im Frühling oder Herbst wird sie ausgegraben und sorgfältig mit der Bürste gewaschen. Sie wird zerschnitten und zum Trocknen auf einen Faden gezogen. Nach dem Trocknen wird sie zerkleinert und luftdicht in einem Schraubglas aufbewahrt.

Zubereitung von Beinwelltee:

2 schwach gehäufte Eßlöffel Beinwellwurzeln mit ½ Liter Wasser 10 Minuten lang kochen, absieben und lauwarm für Umschläge verwenden.

Inhaltsstoffe, Wirkung, Verwendung:

Die guten Wirkungen des Beinwells beruhen auf seinem Gehalt an Allantoin. Diese Substanz löst klebriges Sekret auf, verflüssigt Eiter und regt zur Gewebeneubildung an. Beinwellsalbe und Umschläge mit Beinwelltee können bei allen Tieren eingesetzt werden. Ähnlich wie in der Humanmedizin werden stumpfe Verletzungen, wie etwa Verstauchungen, Verrenkungen, Zerrungen, Blutergüsse und sogar Knochenbrüche mit lauwarmen Umschlägen aus Beinwelltee oder mit einer Kompresse behandelt, auf die Beinwellsalbe dünn aufgetragen wurde.

Rezept für Beinwellsalbe:

Die Wurzel wird im Frühling oder Herbst ausgegraben und sorgfältig mit der Bürste gewaschen. Dabei spüren Sie, daß sich die Wurzel schleimig und „fettig" anfaßt. ½ kg ungesalzenes Schweinefett ist inzwischen schon zerlassen und auf etwa 70 Grad erhitzt worden. In das heiße Fett wird ein Stück Wurzel, etwa so groß wie eine halbe Faust, mit einem groben Reibeisen hinein geraffelt.

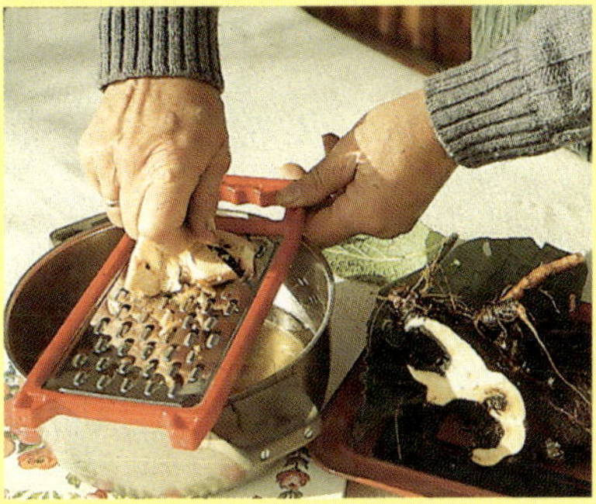

Der Ansatz darf nicht kochen, sondern nur leicht perlen. 3 Stunden lang wird das Gemisch heiß gehalten und immer wieder umgerührt. Laut Empfehlungen aus der „Zigeunermedizin" wird diesem Ansatz noch „eine Handvoll" Rosmarin zugefügt. Das verbessert die Wirkung auf jeden Fall. Dann wird abgesiebt, in ausgebrühte Gläser gefüllt und gut verschlossen. Empfehlenswert ist es, mehrere kleine Gläser zu verwenden, den Vorrat im Tiefkühlschrank aufzubewahren und immer nur eine kleine Menge parat zu haben.

Es sei daran erinnert, daß der Name Beinwell „Zusammenheilen von Knochen" bedeutet. Degenerative Gelenkerkrankungen, wie Arthrose, und auch „Kreuzschmerzen" soll man regelmäßig mit Beinwell behandeln. Beinwellsalbe kann auch zur Erstversorgung von Bagatellverletzungen sowie zur Behandlung von schlecht heilenden Wunden und Geschwüren eingesetzt werden.

Kanadisches Berufkraut
(Conyza canadensis, syn. Erigeron canadensis)

Botanische Informationen, Vorkommen:

Die Pflanze gehört zur Familie der Korbblütler (Compositae) und stammt aus Nordamerika. Im 17. Jahrhundert kam sie nach Europa und breitete sich hier rasch aus. Sie wächst inzwischen massenhaft auf Brachland, an Bahndämmen, Straßenböschungen, in Pflasterfugen und auf Holzschlägen.

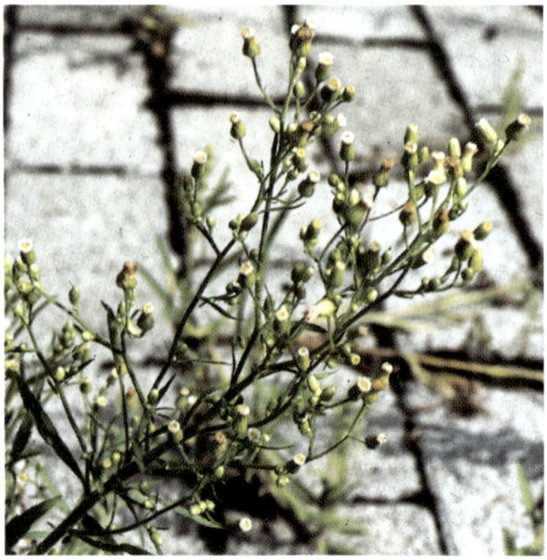

Kanadisches Berufkraut, ein Neubürger

Die Pflanze wird 10 bis 100 cm hoch. Sie wächst schmal aufrecht und verzweigt sich in der Blütenregion rispenartig und sehr stark. Ihre Blätter sind schmal und rauh behaart. Die kleinen Blütenköpfchen sind gelblich-weiß.

Inhaltsstoffe, Wirkung, Verwendung:

Weil es sich nicht um eine einheimische Pflanze handelt, hat das Kanadische Berufkraut keine Tradition in der europäischen Heilkunde. Die Indianer hingegen verwenden die Pflanze seit altersher als Mittel gegen alle Arten von Durchfall, ähnlich wie man bei uns die Blutwurz, auch Tormentill genannt, anwendet. Beide Pflanzen enthalten nämlich Gerbstoff und ein ätherisches Öl. Es gibt in der Tierheilkunde inzwischen schon gute Erfahrungen bei der Behandlung von Durchfällen verschiedener Ursache: Einige junge Triebspitzen werden gut zerkleinert ins Futter gemischt. Die jungen Fruchtstände sind auch ein nahrhaftes Futter für Vögel (s. Seite 92).

Brennessel
(Urtica dioica)

Botanische Informationen, Vorkommen:

Die Große Brennessel (Familie Urticaceae) gehört zu den häufigsten Pflanzen der Spontanvegetation auf nährstoffreichen Böden. Ihr natürliches Vorkommen sind Auenwälder, aber sie ist ein Kulturfolger des Menschen schon seit der Steinzeit. Eine zweite Art ist die Kleine Brennessel *(Urtica urens)*. Sie brennt noch etwas stärker als die Große Brenn-

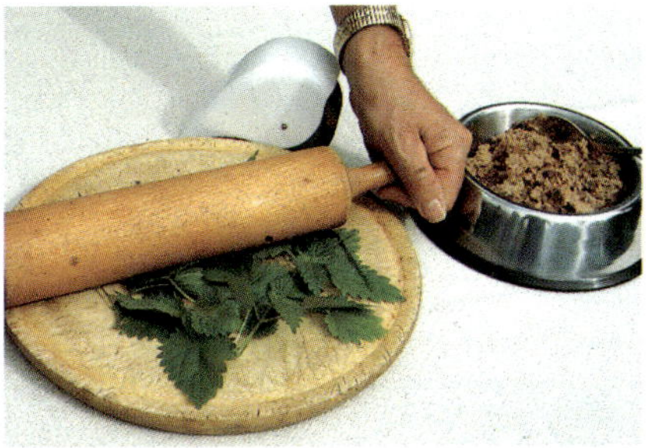

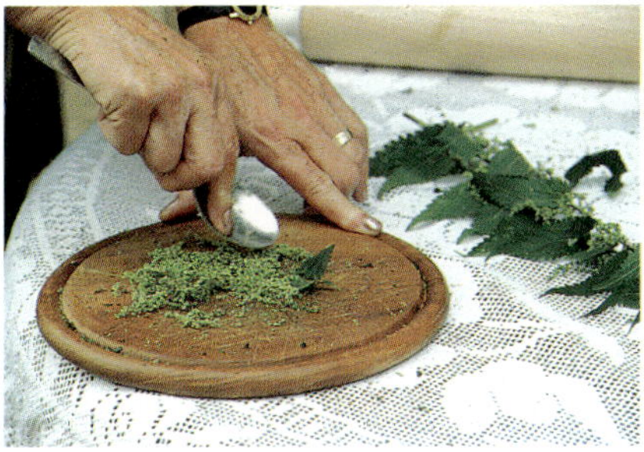

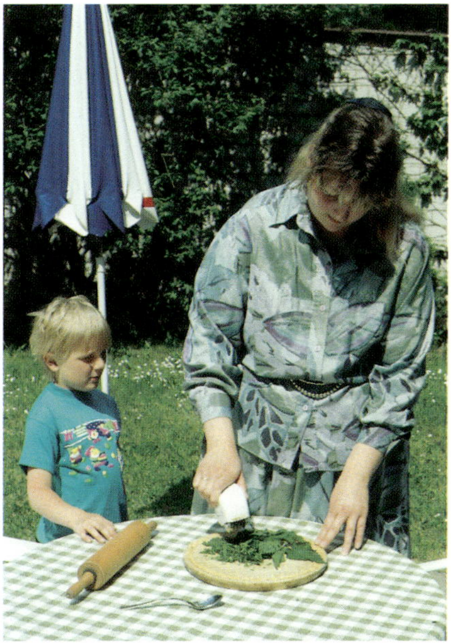

Bei Blättern und Samen der Brennessel sollten die Brennhaare leicht gequetscht werden. Die Blätter werden fein gewiegt ins Futter gemischt.

nessel. Sie zeigt ammoniakhaltige Böden an und tritt auch als „Unkraut" in stark organisch gedüngten Gemüsegärten und im Ackerland auf.

Ernte, Inhaltsstoffe, Wirkung:

Für die zahlreichen Hausmittel wird vor allem die Große Brennessel verwendet. Geerntet und eventuell getrocknet werden die frischen Blätter. In der bäuerlichen Volksmedizin haben auch die frischen Samen einen sehr guten Ruf. Die Brennhaare enthalten Ameisensäure und Histamin. Beide zusammen bewirken die bekannte Hautreizung bei Berührung. Mineralstoffe und verschiedene Vitamine sind besonders im Hinblick auf die Anwendung als Futterzusatz für Tiere erwähnenswert.

Die Brennessel regt die Nierentätigkeit an und wird deshalb bei Mensch und Tier gerne als „blutreinigende" Frühjahrskur angewendet. Der Mensch sollte zu dieser Kur 6 bis 8 Wochen lang jeden Tag 3 Tassen Brennesseltee trinken. Tieren schneidet man die frische Brennessel ins Futter.

Verwendung in der Tierheilkunde:

Besonders für fleischverzehrende Tiere, wie etwa Hund und Katze, ist es unerläßlich, immer wieder die Nieren anzuregen, denn Fleischnahrung belastet den Organismus stark mit Abbauprodukten des Eiweißstoffwechsels. Wir wissen das auch aus der Humanmedizin. Die stickstoffhaltigen Endprodukte des Stoff-

wechsels müssen schleunigst durch die Nieren ausgeschieden werden. Dies ist der wichtigste Sinn und Effekt jeder so genannten Blutreinigung.
Bereits Hildegard von Bingen beschäftigte sich eingehend mit der Tierheilkunde. Auch sie empfiehlt die Brennessel sehr, beispielsweise für das Hausschwein: „... koche Brennesseln in Wasser und gieße die gekochten mit dem Wasser zusammen in das Futter, damit das Schwein sie frißt. Tue dies oft und es wird gesund werden." Hildegard kocht also Brennesseltee, siebt die Pflanzen nicht ab, sondern mischt Tee und Pflanzen ins Futter. Versuchen Sie es ruhig auch bei Hund und Katze sowie bei anderen Tieren, wäre zu ergänzen. Zu Hildegard von Bingens Zeit hat man nicht viel von Rohkost gehalten. Nach heutiger Lehrmeinung ist der Verzehr roher Pflanzen vorzuziehen. Demnach werden frische Brennesseltriebe gewaschen, mit dem Wiegemesser fein zerschnitten und dann ins Futter gemischt.
Frische Brennesseln gibt es in zarter Qualität im Frühling bis zum Blühbeginn im Juni. Im eigenen Garten können die Brennesseln im Sommer zurückgeschnitten werden wie andere Kräuter auch. Sie treiben dann neu aus und stehen für Mensch und Tier zu einer Herbstkur zur Verfügung. Bei Hund und Katze sind diese Brennesselgaben zwecks Nierenanregung besonders wichtig, aber auch Kaninchen, Goldhamster, Meerschweinchen und andere Kleinsäuger sollten zumindest gelegentlich Brennesseln erhalten.
Hunde mögen es im allgemeinen sehr gern, wenn man ihnen frische, zerkleinerte Brennesseln ins Futter mischt. Manche Hunde und auch die meisten Katzen sind genäschiger. Man muß dann blättchenweise beginnen, so daß sich die Tiere an den neuen Geschmack gewöhnen. Das gilt übrigens auch für die Verwendung anderer Kräuter.

Dosierung:

Katzen und kleine Hunde erhalten im Frühjahr und möglichst auch im Herbst täglich einen frischen, gut zerkleinerten Brennesseltrieb. Großen Hunden gibt man 4 bis 5 Triebe.
Besonders im Winter, wenn wenig frische Kräuter zur Verfügung stehen, sollten die Tiere immer einmal getrocknete, zerriebene Brennesselblätter ins Futter gemischt erhalten, und zwar 1 Messerspitze für Kleinsäuger, 1 gestrichenen Teelöffel für Katzen und kleine Hunde, 2 bis 3 Teelöffel für größere Hunde.
Wenn Sie mit Ihrem Tier eine solche Brennesselkur durchführen, werden Sie nach kurzer Zeit staunen: Das Fell glänzt, die Augen strahlen. Beides ist ein sicheres Zeichen für Vitalität und Lebensfreude. Nun ist es für mich wahrscheinlich nicht schwierig, auch Sie selbst, liebe Tierfreundin und lieber Tierfreund, zu einer Frühjahrskur mit Tee aus frischen Brennesseln zu überreden. Nach dieser Kur glänzen Ihre Haare mit dem Fell Ihres Hundes oder Ihrer Katze um die Wette.
Zu ergänzen wäre, daß auch Meerschweinchen, Hamster und andere Kleinsäuger von zerkleinerten Brennesselblättern oder Brennesselsamen im Futter profitieren. Das gleiche gilt für Vögel, wobei man hier hauptsächlich zerrebelte getrocknete Blätter und getrocknete Samen verwendet.

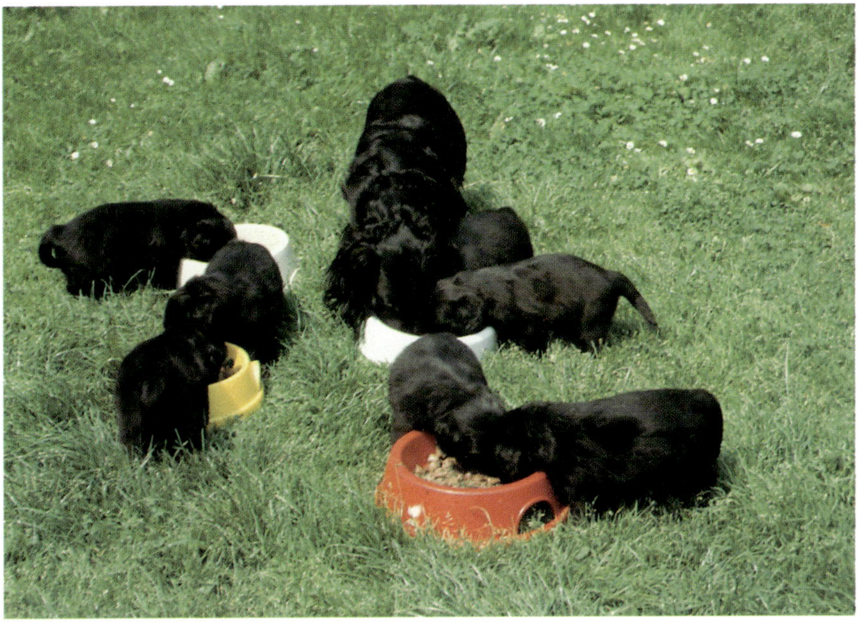

Das Fell der Hündchen glänzt mit dem der Mutter um die Wette.

Noch eine Anmerkung: Wollen Sie Brennesseln selbst trocknen, muß das besonders sorgfältig geschehen. Nur bei wirklich trockenem Wetter dürfen die Pflanzen gesammelt werden. Sie werden zu Sträußen gebündelt an einem sehr trockenen und luftigen Ort aufgehängt. In diesem Fall ist auch das Trocknen in der Backröhre bei 45 Grad empfehlenswert.
Auch die Brennesselsamen haben eine lange Tradition für die Gesunderhaltung der Tiere. Ein uraltes Geheimrezept der „Zigeunermedizin", das später auch die Pferdehändler übernahmen, lautete sinngemäß: Man verfüttere an Pferde täglich eine kleine Portion, nämlich etwa eine Handvoll Brennesselsamen, und schon nach 8 Tagen wird das Pferd glänzend, munter, schön und fett sein (letzteres seinerzeit noch ein erstrebenswertes Ziel für Vieh und Mensch). Was bezüglich des Brennesselsamens für Pferde gilt, ist auch für Hunde, Katzen und Kleinsäuger richtig. Je nach Größe des Tieres werden ½ Teelöffel bis 2 gehäufte Eßlöffel von frischen Samen ins Futter gemischt. Weil auch die Fruchtstände oft Brennhaare besitzen, legt man die Samen auf ein Brett oder auf einen Teller und drückt sie ein wenig mit einem Eßlöffel. Auch trockene Brennesselsamen können verwendet werden. Man nimmt dann halb so viel wie vom frischen Samen.
Homöopathische Medikamente (s. Seite 110 ff.) werden aus der Kleinen Brennnessel hergestellt. Das Homöopathikum Urtica urens wird bei Nesselausschlä-

gen und der Neigung zu Harnsteinen eingesetzt. In höheren Potenzen wird der Milchfluß angeregt.

Fenchel
(Foeniculum vulgare)

Botanische Informationen:

Vieles, was über den Anis (s. Seite 24) gesagt wurde, gilt auch für den Fenchel. Er ist ein Doldenblütler (Umbelliferae) und kann an einem sonnigen Platz im Garten angebaut werden. Geerntet und verwendet werden die reifen Früchte. Vom Fenchel gibt es zwei Varianten, nämlich den süß schmeckenden Gewürzfenchel *Foeniculum vulgare* var. *dulce* und den medizinisch verwendeten Arzneifenchel *Foeniculum vulgare* var. *vulgare* mit leicht bitter schmeckenden Früchten. Zum Verfüttern an Tiere und beispielsweise auch für „Kindertee" ist der milde Gewürzfenchel zu empfehlen.

Inhaltsstoffe, Wirkung, Verwendung:

Hauptwirkstoffe sind die ätherischen Öle Anethon und Fenchon. Drei Einsatzbereiche des Fenchels kann man als etwa gleich wichtig bezeichnen. Die krampflösende und blähungstreibende Wirkung der Fenchelfrüchte wird seit Menschengedenken in der Humanmedizin, vor allem in der Kinderheilkunde, und auch in der Tiermedizin genutzt. Ein weiterer wichtiger Bereich ist die Augenheilkunde und zwar ebenfalls bei Mensch und Tier. Außerdem ist Fencheltee oder Fenchelhonig bei Erkältungskrankheiten, besonders bei Bronchitis, anzuraten.

Rezept für Fencheltee:

1 Teelöffel Fenchelfrüchte wird unmittelbar vor der Zubereitung zerdrückt. Dazu nimmt man am besten einen Mörser, den Ihnen Ihr Apotheker beschaffen kann. Die Fenchelfrüchte mit ¼ Liter kochendem Wasser übergießen, 10 Minuten ziehen lassen, absieben.

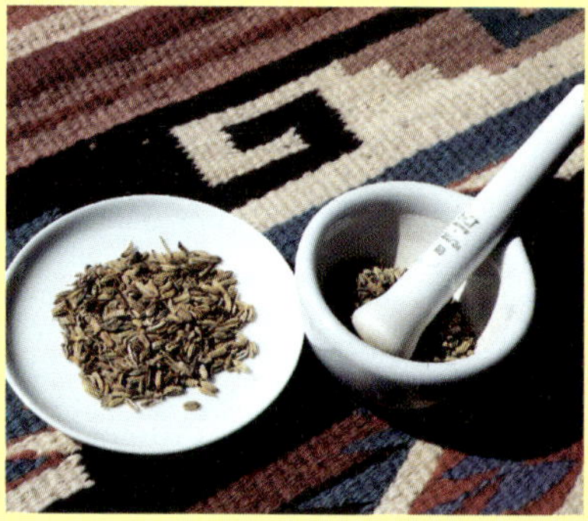

Verwendung in der Tierheilkunde:

Fenchel ist für alle Haustiere geeignet. Gegen Erkältungskrankheiten, besonders Bronchitis, sowie auch bei funktionalen Verdauungsstörungen und Blähungen wird der Tee im Trinknapf angeboten, eventuell leicht gesüßt.
Fenchelfrüchte können den Tieren auch ins Futter gemischt werden, ähnlich wie Anisfrüchte. Verwandt mit Fenchel und Anis ist der Kümmel. Beachten Sie: Hunde vertragen durchaus den Kümmel. Kleine Tiere und Vögel sollten nicht mit Kümmel gefüttert werden.
Zurück zum Fenchel: Sehr zu empfehlen sind Augenspülungen mit dem Fencheltee bei Augenerkrankungen, besonders

bei Lidrand- und Bindehautenzündungen. Fragen Sie bei problematischen Augenerkrankungen den Tierarzt, ob eine unterstützende Therapie mit Fenchel-Augenbädern ratsam ist. Ein wichtiger Einsatzbereich ist das Waschen der Augen bei Verschmutzungen durch Einstreu oder Staub oder auch bei Reizungen der Augen, wenn Ihr Hund zum Beispiel während der Fahrt gerne zum Autofenster hinausschaut. Zur Augenbehandlung kann auch eine Teemischung aus Augentrost und Fenchel verwendet werden (s. Seite 27). Beachten Sie: Kamillentee ist für Augenbäder nicht geeignet. Das gilt für Tier und Mensch.

Gänseblümchen
(Bellis perennis)

Botanische Informationen, Vorkommen:

Dieser niedliche Korbblütler (Compositae) dürfte wohl auf allen Wiesen vorkommen, wobei ihm jeder Boden recht ist. Meistens wächst das Gänseblümchen auch reichlich im Gartenrasen, es sei denn, der Gartenfreund strebt den „englischen Rasen" an, wofür in unserem Klima viel Dünger, viel Wasser, viel Chemie und viel Arbeit nötig ist. Wenn Sie Haustiere oder Kinder haben, die im Garten spielen dürfen, ist demnach der gänseblümchenfreie englische Rasen nicht zu empfehlen.

Ökologisch hoch zu loben: Gänseblümchen und Schafgarbenblättchen im Gartenrasen

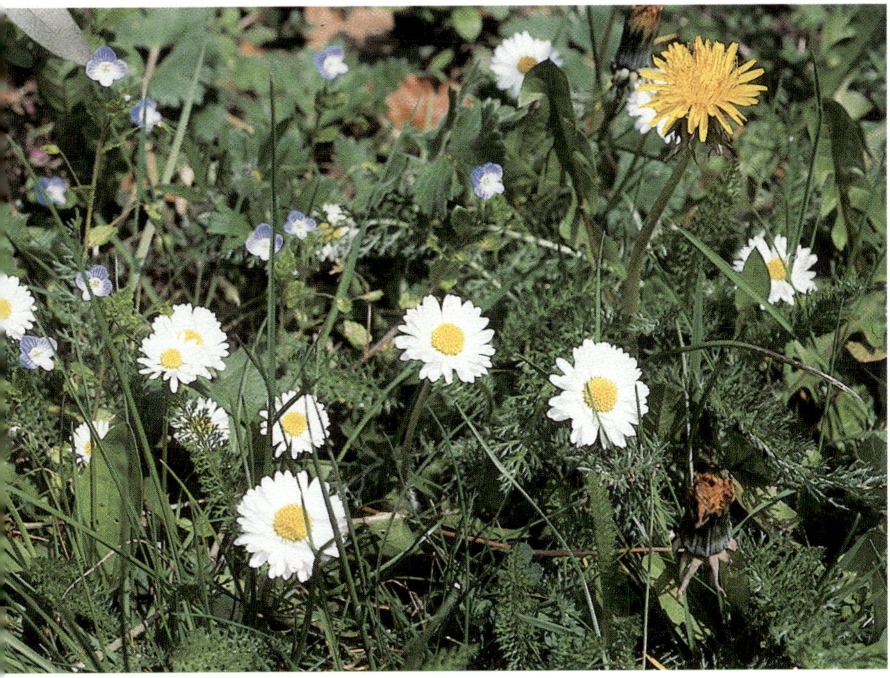

Inhaltsstoffe, Wirkung, Verwendung:

Die wichtigsten Wirkstoffe sind Saponine, die eine erweichende, auflösende Wirkung haben. Bitterstoffe, Gerbstoffe und etwas ätherisches Öl kommen dazu. Schulmedizinisch wird das Gänseblümchen heutzutage kaum noch eingesetzt. Im Mittelalter hingegen erfuhr es große Wertschätzung und wurde für fast alles und jedes gebraucht, von der Gicht bis zum Kropf, von der Wundheilung bis zum Husten und von Magenschmerzen bis zur Hüftgelenksarthrose. Die Volksmedizin und auch die volkstümliche Tiermedizin schätzen das Gänseblümchen immer noch sehr. Besonders die frischen Blätter sind zu empfehlen, die praktisch das ganze Jahr, meistens sogar im Winter, geerntet werden können. Kleingeschnittene Gänseblümchenblätter werden bei Magenverstimmungen und Erkältungskrankheiten dem Futter zugefügt.

Gänsefingerkraut
(Potentilla anserina)

Botanische Informationen, Vorkommen:

Diese altehrwürdige Heilpflanze gehört zur Familie der Rosengewächse (Rosaceae). Die gefiederten Blätter bilden eine Rosette. Die Unterseite der Blätter ist behaart und wirkt silbergrau. Die gelben Blüten haben fünf Blütenblätter. Die Pflanze vermehrt sich reichlich durch Ausläufer, die sich bewurzeln.
Das Gänsefingerkraut ist inzwischen fast weltweit verbreitet und wächst häufig an Wegen, Ufern, auf Äckern und Brachland sowie im städtischen und dörflichen Ödland.

Inhaltsstoffe, Wirkung, Verwendung:

Wichtig sind Gerbstoffe und Flavonoide, weshalb die Pflanze bei Magen- und Darmerkrankungen, besonders Durchfällen, sowie seit altersher auch zum Blutstillen verwendet wurde. Außerdem ist ein noch unerforschter krampflösender Stoff enthalten, weshalb die Pflanze im Volksmund auch Krampfkraut heißt. Außer dem Namen Gänsefingerkraut deuten noch weitere Volksnamen auf den Gebrauch in der Tierheilkunde hin. In der Schweiz heißt es „Stierli-

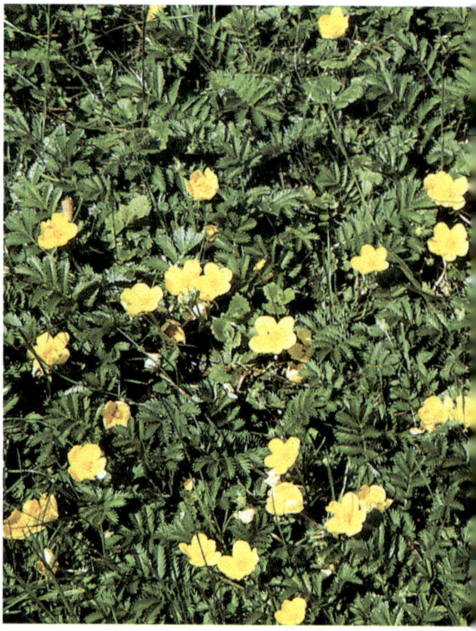

Im Garten nicht erfreulich, aber sehr heilsam: Gänsefingerkraut (Bild links) und der schnell wuchernde Giersch (Bild rechts)

chrut", zu Hochdeutsch „Stierleinskraut", mancherorts auch „Säukraut".
Immer wieder berichten Bäuerinnen, daß Geflügel gerne die Blätter abweidet, vor allem – wie der Name sagt – die Gänse. Es gibt weder in der Humanmedizin noch in der Tiermedizin konkrete Untersuchungen mit genauen Dosierungsangaben, aber wer das Gänsefingerkraut anwendet, schwört auf seine Wirksamkeit. Nachdem die Pflanze für Mensch und Tier nicht giftig ist, dürfte sie für alle Tiere geeignet sein. Bei der Dosierung kann man nach menschlichem Ermessen nichts falsch machen. Kurzum: Bei akutem oder chronischem Durchfall, besonders wenn er mit krampfartigen Beschwerden einhergeht, sollte man dem Tier frische Blättchen kleingeschnitten ins Futter mischen oder die getrocknete Pflanze fein gerebelt dazu geben.

Giersch
(Aegopodium podagraria)

Botanische Informationen, Vorkommen:

Wenn eine Pflanze den Schimpfnamen „Unkraut" verdient, dann gewiß der Giersch oder Geißfuß, der im Garten mit zahllosen Ausläufern die Zier- und Beerensträucher sowie die Blumenstauden durchwuchert. Er gehört zur Familie der Doldenblütler (Umbelliferae).

Wirkung, Verwendung:

Der Artname „podagraria" deutet darauf hin, daß die Pflanze früher wegen ihrer leicht entwässernden Wirkung gegen die Gicht eingesetzt wurde, die man Podagra nannte. Giersch hilft allerdings nur in frischer Form, und an solchen Pflanzen hat die offizielle Schulme-

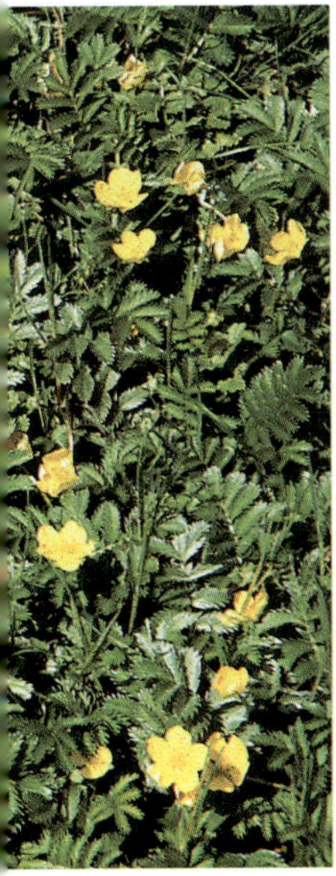

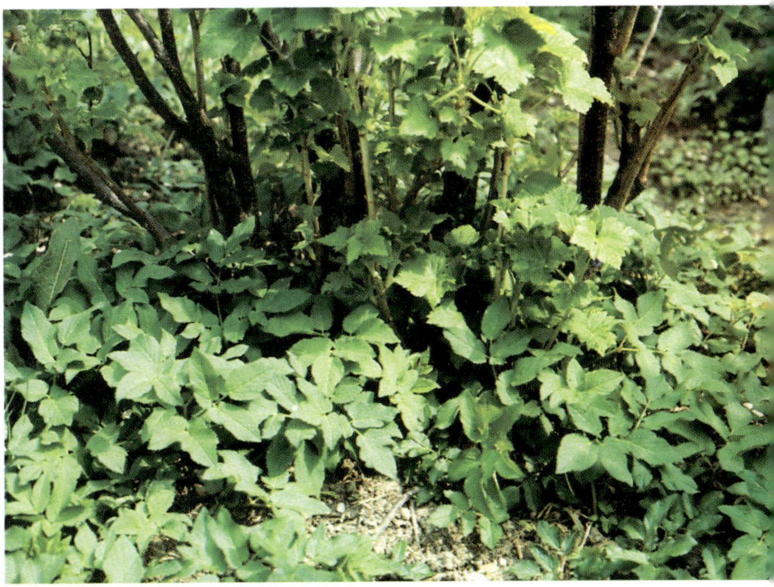

dizin kein Interesse. Kaninchenhalter kann man häufig beobachten, wie sie die nahrhafte, gesundheitsfördernde, leicht zu erlangende Pflanze schneiden und an ihre Tiere verfüttern. Wer Ziegen hat, weiß, wie gerne diese den Geißfuß abweiden. Giersch ist für alle Tiere geeignet. Die jungen Blätter werden ins Futter geschnitten und ihre mild nierenanregende Wirkung ist günstig für den Stoffwechsel.
Anzumerken wäre, daß auch Sie selbst mit jungen, kleingeschnittenen Blättchen des Gierschs den Frühlingssalat würzen können.

Hauswurz
(Sempervivum tectorum)

Botanische Informationen, Vorkommen:

„Und auf dem Dach soll der Landmann Jovis barbam haben", hieß es im „Capitulare de Villis" Karls des Großen. Daß die Hauswurz aus der Familie Dickblattgewächse (Crassulaceae) damals „Bart des Jupiter" hieß, zeigt schon die große Wertschätzung, die man im Mittelalter dieser Heil- und Zauberpflanze entgegenbrachte. Die Hauswurz ist eine besonders anspruchslose Pflanze, sie wächst in der Natur auf Felsen. An ihren Wildstandorten steht sie unter Naturschutz. Für den Garten gibt es zahlreiche verschiedene Arten, Sorten und Hybriden. Wenn Sie die Hauswurz medizinisch nutzen wollen, sollten Sie darauf achten, daß Sie die Spezies *Sempervivum tectorum*, also die Echte Hauswurz, bekommen. Der Steingarten ist für sie der richtige Platz.

Verwendung in der Tierheilkunde:

Alle Überlieferungen deuten darauf hin, daß die Hauswurz außerordentliche Heilwirkungen bei problematischen, langwierigen Hauterkrankungen hat, aber auch bei Gelenkwassersucht wurde sie bei Mensch und Tier eingesetzt.
In der bäuerlichen Volksmedizin gibt es eine ganze Reihe von Salbenrezepten mit der frischen Hauswurz, beispiels-

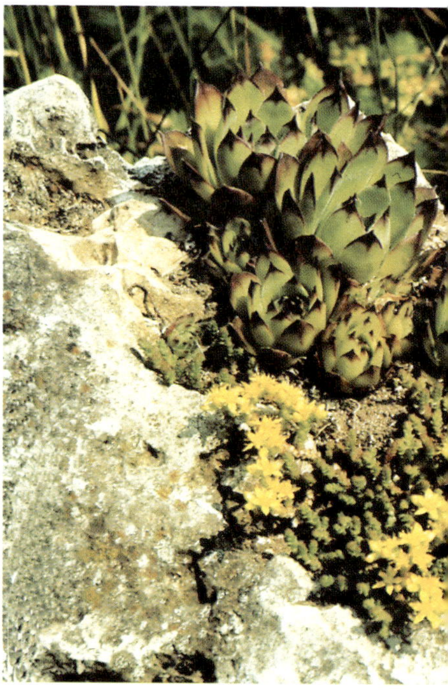

Spuren von Erde in einer Steinspalte genügen dem Hauswurz (Bild links). Hirtentäschelkraut erkennt man an den dreieckigen Schötchen (Bild rechts).

weise mit Schweinefett, sinngemäß wie Beinwell- oder Ringelblumensalbe. Bei Räude, also Ekzemen, die durch Milben entstehen, behandeln heilkundige Landwirte und Bäuerinnen noch heute die Tiere mit Hauswurzöl.

Zubereitung:

Etwa 50 Gramm gequetschte Hauswurzblätter in einer Flasche mit ½ Liter Speiseöl ansetzen, 2 Wochen an einem warmen Platz aufstellen, dann durchsieben, kühl und dunkel lagern. Mit diesem Öl werden Ekzeme jeden Tag eingerieben. Auch der Gehörgang bei Ohrräude wurde und wird auf dem Land damit behandelt, ebenso die Nasenlöcher bei Entzündungen. Fragen Sie vorher den Tierarzt.

Hirtentäschel
(Capsella bursa-pastoris)

Botanische Informationen, Vorkommen:

Dieses bescheidene Pflänzchen aus der Familie der Kreuzblütler (Cruciferae) ist ein Kulturfolger des Menschen, also je nach Betrachtungsweise ein „Wildkraut" oder „Unkraut", das sich inzwischen in den gemäßigten Zonen weltweit verbreitet hat. Im Garten gedeiht es an offenen, nährstoffreichen, trockenen Stellen. Leicht zu erkennen ist es an der charakteristischen Rosette aus stark gesägten Blättern und an den dreieckigen Schötchen, die sich aus den kleinen, weißlichen Blüten entwickeln.

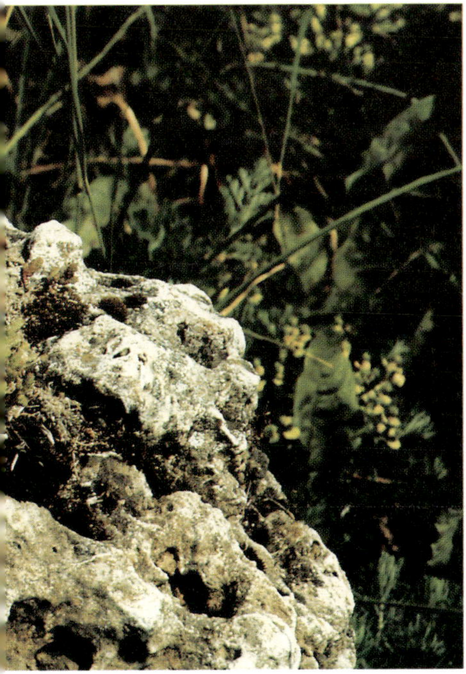

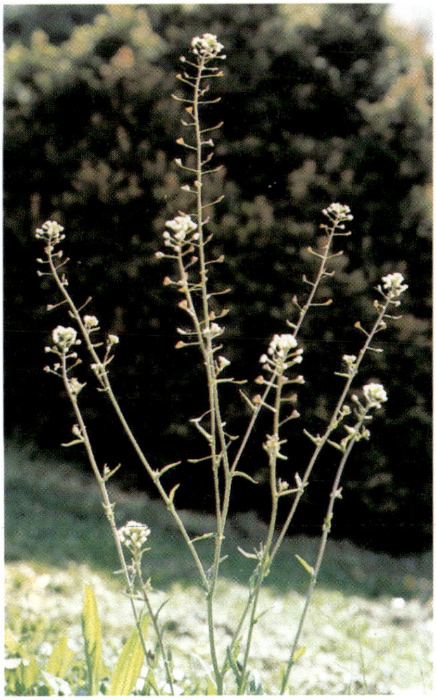

Inhaltsstoffe, Wirkung, Verwendung:

Seit der Antike wird das Hirtentäschelkraut bei Tier und Mensch zum Blutstillen eingesetzt, ganz besonders bei Gebärmutterblutungen. Demnach wäre zu seinem Einsatz zu raten, wenn nach einem Geburtsvorgang Nachblutungen auftreten. Die frische, zerkleinerte Pflanze wird ins Futter geschnitten. Genaue Dosierungsvorschriften liegen nicht vor, aber nachdem die Pflanze nicht giftig ist, kann man nichts falsch machen, wenn man mit Vernunft und „nach Gefühl" vorgeht. Auch die getrocknete Pflanze kann gegeben werden. Sie wird im Mörser zu Pulver zerrieben. Kleinsäuger erhalten zweimal am Tag 1 Messerspitze des Pulvers, Katzen und kleine Hunde ½ Teelöffel, große Hunde 1 gestrichenen Teelöffel. Vögel schätzen es sehr, wenn sie an einem Hirtentäschelstengel mit Früchten knabbern dürfen.

Holunder
(Sambucus nigra)

Botanische Informationen, Vorkommen:

Holunder gehört zur Familie der Geißblattgewächse (Caprifoliaceae) und ist demnach nicht ganz ungiftig. Wildwachsend steht er in Hecken und am Waldrand. Für den Garten ist er sehr zu empfehlen, z.B. neben dem Kompost. Häufig geht er von selbst auf, und man läßt ihn stehen, wo es genehm ist.
Noch zwei weitere Holunderarten gibt es in unserer Flora: Attich oder Zwergholunder *(Sambucus ebulos)* wächst vor allem auf Kalkböden, an Wegrändern, Waldsäumen und auf Steinbruchhalden. Seine tiefschwarzen Beeren sind für Menschen ungenießbar. Der Trauben- oder Bergholunder *(Sambucus racemosa)* wächst in lichten Wäldern oder an Wegrändern, vor allem im Bergland. Die Kernchen in seinen korallenroten Beeren sind für Menschen giftig, weil sie den Holunder-spezifischen, leicht giftigen Stoff Sambunigrin in höherer Konzentration enthalten. Für Vögel sind die Beeren ungiftig, weil die Kernchen unverdaut ausgeschieden werden.

Inhaltsstoffe, Wirkung, Verwendung:

Holunder enthält den eben erwähnten Stoff Sambunigrin, der für den Menschen die Unbekömmlichkeit roher Beeren bewirkt. Vögeln macht dieser Stoff nichts aus. Weitere heilkräftige Inhaltsstoffe sind ein ätherisches Öl, schweißtreibende Glykoside sowie Rutin mit aktivierender Wirkung auf das Kreislaufsystem.
Der Holunder galt früher als die „Hausapotheke des deutschen Bauern", und alle seine Teile wurden medizinisch genutzt. Blüten und Früchte wirken entzündungshemmend, leicht nierenanregend und bei Menschen schweißtreibend. Früchte und Blätter wirken abführend, Rinde und Blätter dagegen stark nierenanregend.

Verwendung in der Tierheilkunde:

Obwohl Holunder in der bäuerlichen Volksmedizin früher bei Tieren eingesetzt wurde und auch heute noch wird, gibt es kaum konkrete Anweisungen. Berichtet wird für Kleinsäuger, Hunde und Katzen, daß man bei Erkältungskrankheiten die zerquetschten, frischen Beeren mit Zucker vermischt und löffelweise verabreicht, außerdem fügt man bei Verstopfung, bei rheumatischen Erkrankungen und bei Wassersucht kleingeschnittene Blätter dem Futter bei. Vögel verzehren sehr gerne die reifen Beeren, die für sie sehr gesund sind. Problem: Durch ihre abführende Wirkung kann es zu erheblicher Verschmutzung des Käfigs – oder gar der Wohnung, falls der Vogel frei umherfliegen darf – kommen, noch dazu in kräftig violetter Farbe. Sehr empfehlenswert ist es, Vögel besonders im Winter an Holunderzweigen knabbern zu lassen. Der Rote Holunder kann für Käfigvögel in gleicher Weise wie der Schwarze Holunder verwendet werden.

Alte Volksweisheit: Hut ab vor dem Holunder!

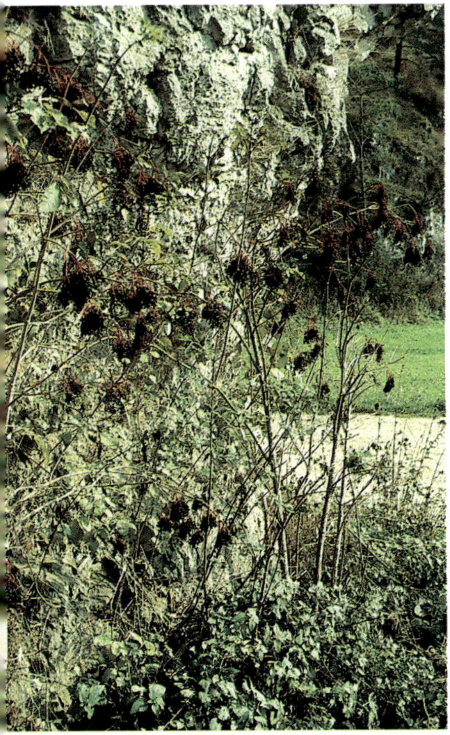

Johanniskraut
(Hypericum perforatum)

Botanische Informationen, Vorkommen:

Diese Heilpflanze blüht, wenn die Sonne am höchsten steht, hat die Farbe der Sonne und macht ein sonniges Gemüt. Johanniskraut, Familie Hartheugewächse (Guttiferae), ist eine ausdauernde Staude, die sich durch Samen und auch durch Ausläufer vermehrt. Sie wird 25 cm bis fast 1 m hoch und ist im oberen Teil reich verzweigt. Die goldgelben Blüten haben 5 Blütenblätter, und die Knospenschuppen sind dicht mit schwarzroten Drüsen besetzt. Drei Erkennungsmerkmale sind wichtig: Der Stengel ist zweikantig, was im Pflanzenreich selten vorkommt. Hält man die ovalen Blätter, die gegenständig am Stengel angeordnet sind, gegen das Licht, so wirken sie wegen der durchscheinenden Sekretbehälter hell „getüpfelt", weshalb die Pflanze auch Tüpfel-Hartheu heißt. Als drittes Merkmal wäre zu nennen, daß sich die gelben Blüten blutrot verfärben, wenn man sie zwischen den Fingern zerreibt.
Johanniskraut wächst an Wegrändern, auf Brachland und auf Magerrasen. Verwendet werden die Blüten und die oberen Teile mit Blättern.

Inhaltsstoffe, Wirkung, Verwendung:

Der Johanniskraut-spezifische Wirkstoff ist das Hypericin. Es ist gelblich und färbt sich bei Sonneneinstrahlung rot. Hinzu kommen ein ätherisches Öl, Flavonoide, Gerbstoffe, Harze und Rutin. Wegen seiner stimmungsaufhellenden Wirkung wird es bei Mensch und Tier gegen psychische Probleme aller Art angewendet.

Seine desinfizierende Wirkung wird zur Wundbehandlung genutzt, wobei hierfür die Tinktur oder der Ölauszug empfehlenswert ist. Innerlich wird es gegen Dyspepsien verabreicht, also bei Verdauungsproblemen mit Fäulnisbildung im Darm. Besonders wichtig ist seine schmerzstillende Wirkung, so daß Johanniskrautöl zum Einreiben und für Umschläge bei Neuralgien und Gelenkschmerzen eingesetzt wird.

Eine Nebenwirkung des Johanniskrauts ist zu beachten: Die Pflanze wirkt fotosensibilisierend, das heißt, ihr charakteristischer Wirkstoff Hypericin löst Allergien aus, allerdings nur in Zusammenwirkung mit Sonnenschein. Nehmen Sie also kein Sonnenbad, wenn Sie Johanniskraut innerlich anwenden. Das gleiche gilt auch für Tiere, die Johanniskraut verzehren. So ist unser nützliches Johanniskraut, das irgendwie auch nach Amerika gelangt ist und sich stark vermehrt hat, dort inzwischen zum Schrecken aller Farmer geworden. Wenn die Tiere das Johanniskraut abweiden, was sie gerne tun, und dann der Sonne ausgesetzt sind, bekommen sie ums Maul und auch am Euter stark entzündete, blasige Ekzeme.

Rezept für Johanniskrautöl (Rotöl):

2 Handvoll frische Blüten mit wenig Blättern werden im Mörser leicht zerrieben oder in der Küchenmaschine zerkleinert und mit 1 Liter kaltgepreßtem Olivenöl – andere Ölarten eignen sich nicht so gut – gemischt. Der Ansatz wird in eine helle, weithalsige Flasche gefüllt und die Öffnung mit einem Stück Pergamentpapier zugebunden. Die Mischung wird 3 bis 4 Wochen in die Sonne gestellt und alle 3 Tage umgerührt. Allmählich erweckt die Sonne das zunächst gelbe Hypericin zu leuchtend rotem und schließlich purpurrotem Leben. Am Schluß wird abgesiebt und das Rotöl in eine dunkle Flasche abgefüllt. Bei kühler Lagerung hält es sich etwa 1 Jahr.

Verwendung in der Tierheilkunde:

Zur Behandlung von Tieren ist Johanniskraut in Form des Ölauszugs zu empfehlen. Johanniskraut ist wahrscheinlich für alle Tierarten geeignet, Gegenteiliges ist nicht bekannt. Schmerzende Gelenke oder stumpfe Verletzungen werden äußerlich mit dem Öl eingerieben. Auch Umschläge, bei denen eine ins Rotöl eingetauchte Kompresse auf dem schmerzenden Gelenk festgebunden wird, sind sehr hilfreich. Man läßt sie einige Stunden oder auch über Nacht einwirken. Bei chronischen Schmerzen, etwa bei Rheuma oder Arthrose, ist die Langzeitbehandlung in Form von Einreibungen ein besonders wichtiger Anwendungsbereich. Volksmedizinisch wird es bei Tier und Mensch auch für schlecht heilende Wunden eingesetzt, wobei nach eigenen Erfahrungen in solchen Fällen Beinwell- und Ringelblumensalbe, eventuell abwechselnd, wirksamer sind. Sehr gelobt wird Johanniskrautöl zur Erstversorgung bei Verbrennungen. Jedoch sollte man bei Verbrennungen zuallererst – möglichst unmittelbar nach dem Unfall – mindestens 1 Minute lang kaltes Wasser über die verletzte Stelle fließen lassen oder eine sehr kalte, immer wieder neu gekühlte Kompresse auflegen und erst dann Johanniskrautöl auftragen. Die Behandlung von Brandverletzungen mit Johanniskrautöl wird allerdings von Medizinern rundweg abgelehnt. Menschen, die es in prekären Situationen versucht haben, berichten hingegen über wahre Wunder. Ich selbst würde das Johanniskrautöl anwenden, vor allem bei leichteren Verbrennungen oder wenn im Notfall ärztliche Hilfe nicht sofort zur Verfügung steht.

☞ VORSICHT:

Bei Verbrennungen zeigt sich das volle Ausmaß der Verletzung häufig nicht sofort, sondern erst nach Stunden, also im Zweifelsfall den Tierarzt bzw. Arzt fragen!

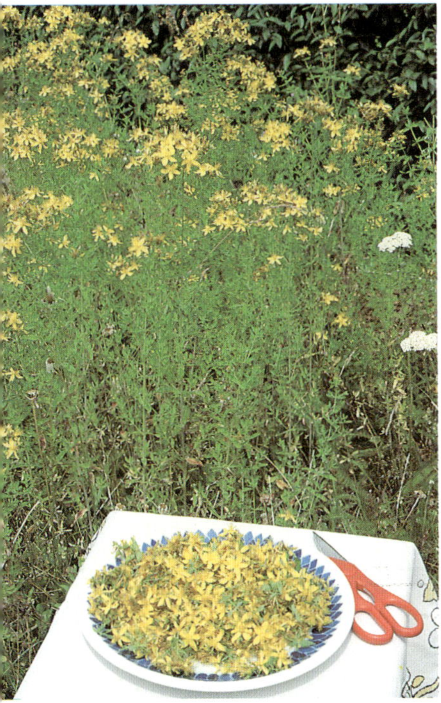

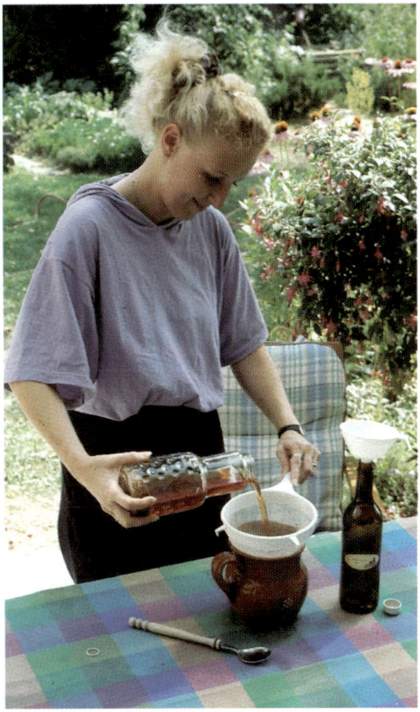

Johanniskraut im mageren Gartenrasen (links), Absieben von Rotöl (rechts)

Der zweite wichtige Einsatzbereich für Johanniskraut ist die innere Anwendung bei psychischen Problemen, vor allem, wenn sie für das Tier mit Aufregung und Trauer verbunden sind, beispielsweise bei Reisen, Umzügen oder Besitzerwechsel. Zu beachten ist, daß Johanniskraut in solchen Fällen meistens nicht sofort wirkt. Die Wirkung baut sich erst langsam auf, weshalb bei vorhersehbaren Problemen schon einige Tage vorher mit der Behandlung begonnen wird.
Auch bei Verhaltensstörungen der Tiere, die ja oft auf „Kummer" und schlechten Erfahrungen beruhen, ist das Johanniskraut zu empfehlen. Bei Menschen wird in solchen Fällen der Tee dieser Pflanze verordnet, bei Tieren ist der Einsatz von Johanniskrautöl, ins Futter gemischt, besser dosierbar. Am besten ist es, dem Tier das Öl mit einem Leckerbissen und gutem Zureden zu reichen, damit es auch wirklich aufgenommen wird.
Für die Dosierung gibt es, wie so oft, keine verbindlichen Angaben, und sie ist demnach ein wenig Gefühlssache. Wenn Sie folgendermaßen vorgehen, können Sie nach menschlichem Ermessen nichts falsch machen und die Dosis eventuell bis aufs Doppelte steigern: Kleine Tiere, wie etwa Hamster und Meerschweinchen, erhalten zweimal täglich 3 bis 5 Tropfen, Katzen zweimal täglich bis zu 10 Tropfen, Hunde je nach Größe zweimal täglich 10 Tropfen bis ½ Teelöffel. Für Vögel liegen über die Behandlung mit Johanniskrautöl keine Erfahrungen vor, aber bei Verhaltensstörungen, wie etwa Federrupfen, wäre es einen Versuch wert: zweimal täglich 2 bis 3 Tropfen.
Auch für Tiere gilt: Wird Johanniskraut innerlich gegeben, darf das Tier keiner starken Sonnen- und damit UV-Strahlung ausgesetzt werden. Bei Leber- und Gallenblasenerkrankungen darf Johanniskrautöl nicht innerlich gegeben werden. Das gilt für Tier und Mensch.

Echte Kamille
(Chamomilla recutita, syn. Matricaria chamomilla)

Botanische Informationen, Vorkommen:

Kamille gehört zur Familie der Korbblütler (Compositae). Wer sie in der Natur sammeln möchte, muß die Kennzeichen genau kennen, sonst kommt es leicht zu Verwechslungen. Die Pflanze wird bis zu 50 cm hoch und hat einen verzweigten Stengel. Die zwei- bis dreifach fiederteiligen Blätter stehen wechselständig. Bei älteren Blüten ist die gelbe Scheibe in der Mitte stark gewölbt, die weißen Zungenblüten sind dann zurückgeschlagen.

Es gibt zwei wichtige Erkennungsmerkmale:
- Schneidet man die Blume der Länge nach durch, sieht man, daß der Blütenboden hohl ist.
- Zerreibt man die Blume leicht, dann duftet sie sehr intensiv und angenehm aromatisch.

Die Pflanze wächst an Wegrändern und Feldrainen sowie auf Ödlandflächen, manchmal sogar mitten in der Stadt. Kamille kann auch im Garten ausgesät werden. Sie braucht einen sonnigen Standort und möglichst lehmig-sandigen, eher sauren Boden, der mit etwas Kom-

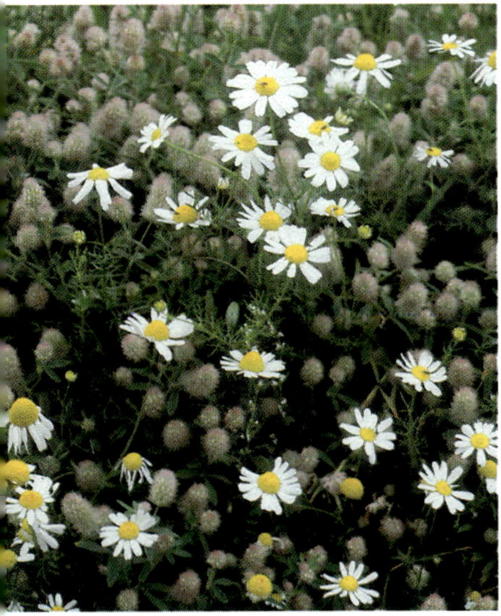

Echte Kamille zusammen mit Hasenklee

post vorbereitet wird. Die Aussaat erfolgt von April bis Mai.
Für den Tee werden die frisch aufgeblühten Blütenköpfchen geerntet. Die beste Qualität, das heißt die meisten heilsamen Inhaltsstoffe, haben sie etwa drei Tage nach dem Aufblühen. Das Trocknen muß sehr rasch und unter guter Durchlüftung im Schatten erfolgen.

Inhaltsstoffe, Wirkung, Verwendung:

Der wichtigste Inhaltsstoff ist ein kompliziert zusammengesetztes ätherisches Öl, dessen wichtigster Bestandteil das Chamazulen ist. Dazu kommen noch Flavonoide und Cumarin. Sowohl die äußere als auch die innere Anwendung basieren auf der schmerzlindernden und entzündungshemmenden Wirkung der Kamille.

Die äußere Anwendung ist für alle Tiere geeignet. Entzündete Wunden, aber besonders auch entzündete Schleimhäute am Mund, an der Nase oder im Anal- und Vaginalbereich sollten mehrmals am Tag mit Kamillentee gewaschen werden. Nach dem sorgfältigen Abwaschen wird der entzündete Bereich mit Ringelblumensalbe eingerieben. Besonders bei Hunden, deren Analdrüsen zum Verkleben und zur Entzündung neigen, ist das Reinigen mit Kamillentee wichtig. Man erkennt dieses Problem am breiigen Kot und daran, daß der Hund „rutscht", weil sein After juckt und brennt. Allerdings kann das Rutschen auch darauf hindeuten, daß der Hund Würmer hat. Man muß also der Ursache nachgehen, wenn es sich nicht um ein einmaliges Verhalten handelt. Noch einmal zur Reinigung des Afters wegen verstopfter Analdrüsen: Vergessen Sie nicht, daß die Analdrüsen die geruchliche Visitenkarte des Hundes sind und daß sein Duft über seinen Rang gegenüber anderen Hunden entscheidet. Ihre Funktionstüchtigkeit ist für den Hund ebenso wichtig wie das Make-up für einen Filmstar.
Auch bei Durchfallerkrankungen besteht die Neigung zur Entzündung des Afters. In diesem Fall erfolgt die Reinigung ebenfalls mit Kamillentee.
Bei Hündinnen wird eine Entzündung der Scheide, was sich durch Ausfluß bemerkbar macht, ebenfalls mit Kamillentee behandelt, eventuell auch innen durch vorsichtige Einspritzung mit einem Gummiklistier.
Auch zur Erstversorgung und Reinigung kann eine verschmutzte Wunde mit Kamillentee ausgewaschen werden. Wenn

nötig, wird das Fell rund um die Wunde behutsam abgeschnitten.
Aber Vorsicht: Kamillentee sollte bei Tier und Mensch nicht für Augenbäder verwendet werden. Kamille hat eine austrocknende Wirkung, was bei Schleimhautentzündungen mit starker Sekretion durchaus erwünscht sein kann. Im Auge jedoch muß die Feuchtigkeit unbedingt erhalten bleiben. Für Augenbäder eignen sich Augentrost- oder Fencheltee oder auch die Mischung aus beiden (s. Seite 27).
Die innerliche Anwendung von Kamillentee ist wahrscheinlich nicht für alle Tierarten geeignet. Bei Kleinsäugern, wie etwa Meerschweinchen, Hamstern und Streifenhörnchen, ist zur Vorsicht zu raten. Kamille enthält geringe Mengen an Cumarin, und dieses ist für Kleintiere nicht ungefährlich (s. Seite 108). Hunde und Katzen hingegen können bei Magenverstimmungen, besonders bei Gastritis, Kamillentee im Trinknapf erhalten.

Katzenminze
(Nepeta cataria) und andere Katzenkräuter

Botanische Informationen, Anbau im Garten:

Die Katzenminze, Familie Lippenblütler (Labiatae), hat ihren Namen daher, daß Katzen gerne an ihr schnuppern, manchmal ein paar Blättchen abbeißen oder sich mitten in den Pflanzenbestand legen. Das ist ähnlich wie bei trocknenden oder getrockneten Baldrianwurzeln.

Katzenminze ist eine bewährte, intensiv duftende Bauerngartenpflanze, die früher bei Lungenkrankheiten und gegen Zahnweh eingesetzt wurde. Sie wird in verschiedenen Arten und Sorten mit unterschiedlicher Wuchsform und Höhe angeboten. Die kriechenden Formen sind als Bodendecker oder Beetrandbepflanzung auf sandigen, lockeren Böden geeignet, zum Beispiel im Rosenbeet. Im naturnahen Staudenbeet bilden die höheren Sorten mit ihren gedämpften blaugrauen Farbtönen einen schönen Kontrast zu kräftig gefärbten Sommerblumen.

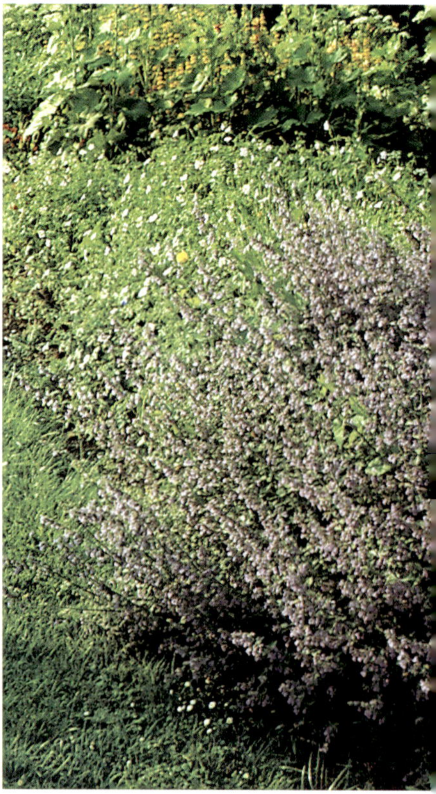

Katzenminze verdient im modernen Garten wieder mehr Beachtung.

Ein weiteres Katzenkraut ist der Katzen-Gamander oder das Amberkraut *(Teucrium marum)*, ein kleiner Halbstrauch mit filzig behaarten Stengeln und purpurroten Blüten. Er verströmt ebenfalls einen sehr intensiven, für Katzen attraktiven Duft, denn er enthält das ätherische Öl Gamander-Kampfer. Im Garten paßt der Katzen-Gamander gut in Staudenbeete mit Wildpflanzen- oder Steppencharakter, allerdings ist er schwer zu bekommen.

Außer diesen beiden typischen Katzenkräutern entwickeln manche Katzen Vorlieben für bestimmte Würzkräuter, etwa Majoran, Kerbel oder Würzminzen. Besonders im Frühling, wenn die Katze hungrig auf frisches Grün ist, kann das problematisch werden. Tierärzte erzählen immer wieder, daß bei Katzen gerade im Frühling Vergiftungen mit Pflanzen, vor allem mit Schneeglöckchen- und Narzissenlaub, mit Frühlingsanemonen, Hyazinthen und Iris, überdurchschnittlich häufig vorkommen. Daran sieht man, wie wichtig Grünfutter für Katzen ist.

Eine weitere Pflanze, nämlich der Buchsbaum *(Buxus sempervirens)*, übt auf manche Katzen eine magische Anziehungskraft aus. Sie scheinen durch seinen Duft beschwipst oder „high" zu werden. Glücklicherweise fressen sie das giftige Gewächs im Normalfall nicht, sondern wursteln sich unter den Strauch oder in den Strauch hinein und blicken verträumt und geistesabwesend durch jedermann hindurch. Ähnliche Erfahrungen gibt es vom Sadebaum *(Juniperus sabina)*, einem traditionsreichen Bauerngartengehölz, das seltsam riecht und ebenfalls giftig ist.

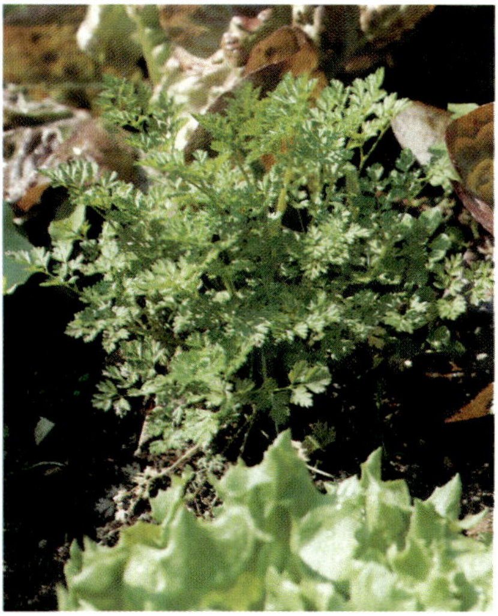

Kerbel, ein typisches Frühlingskraut

Kerbel
(Anthriscus cerefolium)

Botanische Informationen, Anbau im Garten:

Kerbel, Familie Doldenblütler (Umbelliferae), hat unter den frischen Würzkräutern den großen Vorteil, daß er nicht kälteempfindlich ist. Er kann schon sehr bald im Vorfrühling, kaum daß der Boden aufgetaut ist, ausgesät werden. Bis Ende Mai kann man immer wieder nachsäen. Im Sommer bildet die Pflanze nur einige zähe Blättchen und kommt dann gleich zum Blühen. Deshalb lohnt sich die Sommeraussaat auch nur dann, wenn Sie die halbreifen Früchte an Vögel verfüttern wollen.

Kerbel braucht nahrhaften, nicht zu trockenen Boden. Er eignet sich gut zur Mischkultur mit Salat.

Inhaltsstoffe, Wirkung, Verwendung:

Wichtigster Inhaltsstoff ist das ätherische Öl Isoanethol, das den Anisduft der Pflanze verursacht. Für Tier und Mensch ist der Kerbel im Frühling ein guter Vitaminspender. Der Frankfurter Stadtarzt Adam Lonitzer (1528-1586) nannte ihn sogar ein „Mußkraut", also eine Pflanze, die in keinem Garten fehlen durfte. Frischer Kerbel ist sehr magenfreundlich und wird, soweit bekannt, von allen Tieren gut vertragen. Er ist milder als Petersilie (s. Seite 62).
Preßsaft aus Kerbelblättern wurde früher als Frühjahrskur eingesetzt, was für seine mild stoffwechselanregende, „blutreinigende" Wirkung spricht. Für Tiere werden Kerbelblättchen im Frühjahr regelmäßig ins Futter gemischt. Besonders Wellensittiche, so hört man immer wieder, mögen den Kerbel sehr gerne. Halbreife Kerbelsamen sind in Maßen ebenfalls für Vögel zu empfehlen, während beispielsweise Petersiliensamen und Kümmelfrüchte für kleine Vögel giftig sind. Kerbelfrüchte wurden in der Volksmedizin wegen ihrer „blutreinigenden" Wirkung bei Hautkrankheiten, vor allem gegen Ekzeme, eingesetzt. Das dürfte auch in der Tierheilkunde zur unterstützenden Therapie einen Versuch wert sein. Allerdings muß bei Ekzemen zuerst nach der Ursache für die Erkrankung gesucht und diese nach Möglichkeit beseitigt werden.

Knoblauch
(Allium sativum)

Bärlauch
(Allium ursinum)

Botanische Informationen, Vorkommen, Anbau im Garten:

Beide Pflanzen werden hier zusammengefaßt, weil sie sehr ähnliche Inhaltsstoffe, ähnliche Wirkungen und die gleichen Anwendungsbereiche haben.
Beide gehören zur Familie der Liliengewächse (Liliaceae). Knoblauch stammt aus Zentralasien und gehört zu den älte-

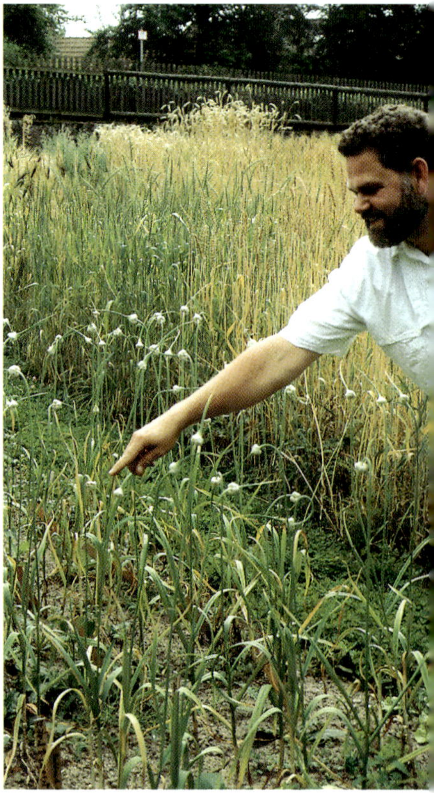

Anthroposophischer Versuchsgarten mit über 30 verschiedenen Knoblauchsorten

sten und bedeutendsten Gewürz-, Gemüse- und Heilpflanzen, vor allem in südlichen Ländern.
Wenn Sie Knoblauch selbst anbauen wollen, brauchen Sie ein warmes Beet mit tiefgründig gelockertem Boden, der gut mit Kompost versorgt sein sollte. Im April werden die Nebenzwiebelchen, die sogenannten „Zehen", ins Beet gesteckt.
Bärlauch ist eine Wildpflanze der Auwälder, läßt sich aber meist auch im Garten kultivieren. Der richtige Platz ist unter Laubgehölzen. Der Boden muß humusreich, kalkhaltig und ziemlich feucht sein. Besonders üppig gedeiht Bärlauch über einer Zone mit einer geologischen Störung, volkstümlich „Wasserader" genannt.

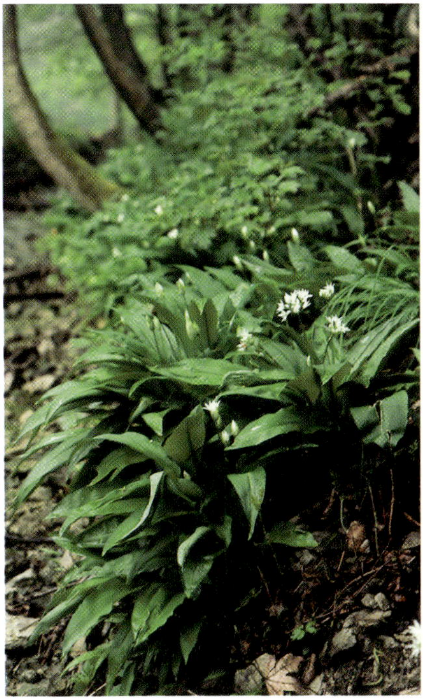

Junge Bärlauchblätter: köstliche Gabe des Frühlings

Inhaltsstoffe, Wirkung, Verwendung:

Genau wie für Menschen werden für Tiere die kleingehackten oder zerquetschten Zehen des Knoblauchs ins Essen bzw. ins Futter gemischt. Sein Hauptwirkstoff ist das „umwerfend duftende", schwefelhaltige ätherische Öl Allicin. Es hat antibakterielle und antimykotische Wirkung. Seit dem Altertum wurde Knoblauch als Gewürz und Heilmittel mit desinfizierender, fäulniswidriger und verdauungsfördernder Wirkung verwendet. Deshalb ist ein wichtiger Einsatzbereich die Anwendung bei infektiösen Darmstörungen, was auch schon vorbeugend erfolgen kann. Außerdem hilft Knoblauch bei einigen Wurmkrankheiten. Er wirkt sich außerdem sehr günstig auf den Kreislauf aus, weil er das Anhäufen und die Verklebung der roten Blutkörperchen verhindert. Dadurch wird die Durchblutung auch feinster Aderverästelungen, beispielsweise im Gehirn und an den Herzkranzgefäßen, gefördert. Hoher Blutdruck und auch erhöhte Blutfettwerte werden gesenkt. Insgesamt übt er eine „verjüngende" Wirkung auf den Organismus aus, und das gilt für Tier und Mensch. Deshalb sollte man ältere Hunde oder Katzen, die eventuell an Herzschwäche leiden, mit Knoblauch behandeln – und zwar mäßig, aber regelmäßig.
Bärlauch besitzt sehr ähnliche Inhaltsstoffe wie der Knoblauch und hat deshalb auch ähnliche Wirkungen. Er steht

allerdings nur im Vorfrühling und Frühling zur Verfügung, weil er bereits im Sommer seine Blätter wieder einzieht. Bärlauch galt in der „Zigeunermedizin" geradezu als Allheilmittel für Mensch und Tier.

Die Blätter des Bärlauchs können, solange sie zur Verfügung stehen, den Tieren kleingeschnitten ins Futter und den Menschen in die Speisen gegeben werden.

Zurück zum Knoblauch: In Österreich, wo Knoblauch ohnehin mehr verwendet wird als bei uns, behandelt man juckende Insektenstiche mit Knoblauch: Eine Knoblauchzehe gut zerquetschen, mit Zitronensaft beträufeln und den Stich damit einreiben. Diese Maßnahme hat von der Wirkung her viel Ähnlichkeit mit einer hierzulande praktizierten Methode, nämlich dem Auflegen einer frisch aufgeschnittenen Zwiebel auf den juckenden Stich.

Viele Hunde- und Katzenbesitzer geben den Tieren, je nach Größe, einmal wöchentlich 1 bis 4 zerquetschte Knoblauchzehen zur Vorbeugung ins Futter. Bei der Neigung zu übelriechenden Blähungen wird diese Dosis kurmäßig täglich drei Wochen lang gegeben. Dadurch besteht die Chance zur Normalisierung der Darmflora. Genau wie in der Humanmedizin wird Knoblauch in der Tierheilkunde heutzutage mehr vorbeugend als bei ernsteren Erkrankungen eingesetzt. Wurmerkrankungen läßt man heute meistens durch den Tierarzt behandeln, man kann allerdings vorbeugend dem Tier immer wieder Knoblauch geben und die ärztlich verordnete Wurmkur mit Knoblauch in der vorher angegebenen Dosis unterstützen. Die eigentliche Behandlung von Würmern bei Tier und Mensch wurde früher durch den Verzehr von 2 bis 4 Knoblauchzwiebeln (nicht Zehen!) bewerkstelligt, mit Milch und etwas Honig vermischt. Das mag wohl heute sich selbst oder dem Hund oder der Katze niemand mehr zumuten. Auch bei Pferden hat Knoblauch gegen Würmer eine lange Tradition: 5 zerkleinerte Knoblauchzwiebeln wurden dem Tier mit Kleie und Honig vermischt eingegeben.

Knoblauch wurde und wird auf dem Land auch zur Aufzucht empfindlichen Rassegeflügels verwendet, wobei zerquetschte Knoblauchzehen ins Weichfutter, z.B. Eier und Weizenschrot, gemischt werden.

Gegen „Völle" beim Vieh ist ein Rezept aus der Schweiz überliefert und in dem berühmten Büchlein „Chrut und Uchrut" des Kräuterpfarrers Johann Künzle beschrieben:

Rezept gegen „Völle":

1 bis 1,5 Liter Milch erhitzen,
10 Knoblauchzehen zerquetschen,
1 Löffel Kümmel und 1 Löffel Pfeffer zugeben und dem Vieh einflößen.

Bitte fragen Sie bei all diesen altüberlieferten Roßkuren, auch wenn sie nicht für Rösser, sondern für Hund, Katze und Mensch sind, den Tierarzt oder Arzt um Rat. Meistens sind Veterinär- und Humanmediziner froh, wenn die medizinischen Verordnungen durch Naturheilmittel unterstützt werden, soweit es der Indikation angemessen ist und der Vernunft nicht widerspricht.

Kümmel
(Carum carvi)

Botanische Informationen, Anbau im Garten:

Kümmel, Familie Doldenblütler (Umbelliferae), dürfte wohl das älteste Gewürz unseres Kulturkreises sein denn bei Ausgrabungen wurden seine Früchte schon in prähistorischen Siedlungen gefunden. Kümmel kommt wildwachsend auf Wiesen vor, wegen der Verwechslungsgefahr mit anderen, womöglich giftigen Doldenblütlern kann man nur dann zum Sammeln in der Natur raten, wenn Sie die Pflanze hundertprozentig kennen.
Im Garten wird er an einem sonnigen Platz mit nährstoffreichem, kalkhaltigem, stets feucht gehaltenem Boden im April oder Mai ausgesät. Kümmel ist eine zweijährige Pflanze, im ersten Jahr bilden sich die Blätter, von denen bei jeder Pflanze einige als Salatgewürz oder Futterbeigabe verwendet werden können. Im zweiten Jahr blüht die Pflanze und bildet die bekannten länglichen Früchte, die halbreif geerntet und nachgetrocknet werden sollten.

Inhaltstoffe, Wirkung, Verwendung:

Wichtigster Bestandteil ist das charakteristisch duftende ätherische Öl Carvon. Kümmelfrüchte werden als Gewürz blähenden Speisen, beispielsweise Kohlgerichten oder Brot, zur besseren Bekömmlichkeit beigefügt. Die Wirkung des Kümmels ist ähnlich wie bei Fenchel und Anis, wobei zu betonen ist, daß Kümmel von den dreien am stärksten wirkt. Für kleine Tiere ist er deshalb bisweilen zu stark. *Für kleine Vögel ist er sogar giftig!* Man muß also bei kleinen Tieren mit Kümmel recht vorsichtig sein und verwendet stattdessen Anis oder Fenchel. Hund und Katze vertragen ihn gut, aber bitte nicht überdosieren. Mei-

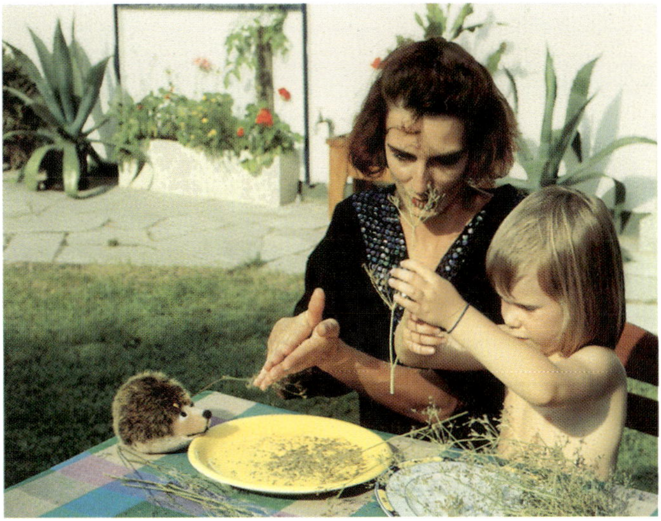

Die reifen Kümmelfrüchtchen werden abgerebelt.

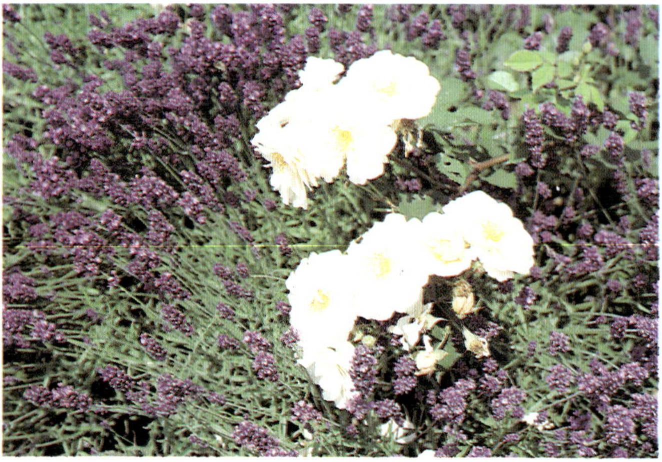

Lavendel bringt südländischen Charme und Duft in den Garten.

▷ Repräsentativ, würzig und heilkräftig ist der Lorbeerbaum.

stens genügt eine Prise (so viel, wie man zwischen zwei Finger nehmen kann), die man dem Futter zufügt. Mischen mit Fenchel und Anis ist zu empfehlen. Haupteinsatzbereich sind Verdauungsstörungen, die sich durch aufgetriebenen Bauch und eben durch Blähungen bemerkbar machen.
Man kann auch leicht gesüßten Kümmeltee im Trinknapf anbieten. Trommelsucht bei jungen Kaninchen, eine Erkrankung, die durch starke Blähungen gekennzeichnet ist, wird ebenfalls mit Kümmeltee, eventuell gemischt mit Pfefferminze, behandelt.

Lavendel
(Lavandula angustifolia, syn. Lavandula officinalis)

Botanische Informationen, Anbau im Garten:

Lavendel, Familie Lippenblütler (Labiatae), ist eine ausdauernde Pflanze und braucht im Garten einen geschützten Standort. Der Boden sollte durchlässig und kalkhaltig sein. Wichtige Pflegemaßnahme: Nach der Blütezeit wird Abgeblühtes abgeschnitten. Ältere Äste schneidet man bis zum Boden zurück.

Inhaltsstoffe, Anwendung für Tiere:

Wichtigster Bestandteil ist ein angenehm duftendes ätherisches Öl. Seit alters her wird Lavendel als Sträußchen oder Kräuterkissen in den Kleiderschrank gehängt, um Motten fernzuhalten. Auch bei Heimtieren steht die Anwendung zum Fernhalten von Ungeziefer im Vordergrund. Vor Waldspaziergängen reiben manche Hundebesitzer ihren Tieren das Fell mit Lavendelöl ein oder besprühen sie damit; manche reiben sich auch selbst mit dem Lavendelöl ein. Damit hofft man, Zecken und anderes Ungeziefer fernzuhalten. Meiner vorsichtigen Ausdrucksweise entnehmen Sie, daß sich dieser Effekt in Grenzen hält, zumindest nur relativ kurzfristig wirkt, nämlich etwa eine Stunde lang. Immer

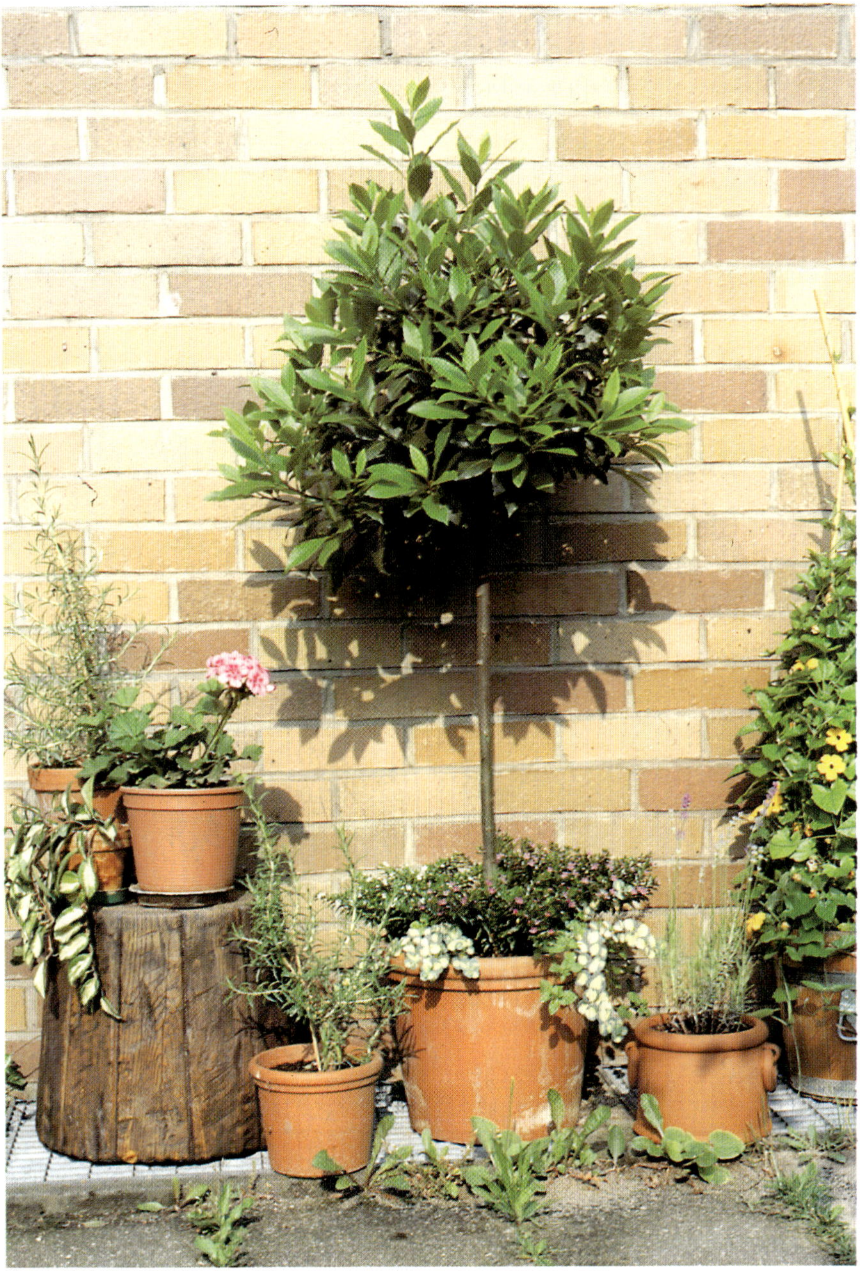

häufiger werden Tiere, vor allem Hunde, auch auf Reisen in südliche Länder mitgenommen. Dort sind die Ungezieferprobleme wesentlich gravierender als bei uns. Fragen Sie vor der Reise den Tierarzt oder Tierheilpraktiker, was als Ungezieferabwehr zu empfehlen ist. Wenn es Ihnen um eine „natürliche" Maßnahme geht, ist Einreiben mit Lavendelöl das Mittel der Wahl.
Ein Kräuterkissen mit Lavendel ins Schlafkörbchen gelegt, ist ebenfalls zu empfehlen, hilft aber auch nicht durchschlagend gegen jede Art von Ungeziefer. Für das Kräuterkissen werden eben aufblühende Blütenstände und junge Blätter abgeschnitten, schonend getrocknet und in eine kleine Kissenhülle gefüllt. Wie intensiv die Wirkung ist und wie lange sie anhält, ist schwer zu sagen. Manche Katzenbesitzer streuen etwas getrockneten Lavendel oder auch Thymian und Salbei ins Katzenklo, was ebenfalls Ungeziefer fernhält und üblen Geruch unterdrückt.
Weitere Informationen über Abwehr und Bekämpfung von Ungeziefer siehe Seite 124 f.

Lorbeer
(Laurus nobilis)

Botanische Informationen, Vorkommen:

Dieser immergrüne Baum aus der Familie der Lorbeergewächse (Lauraceae) wird in den Wäldern des Mittelmeergebietes und Vorderasiens bis 15 m hoch. Bei uns ist er nicht winterhart, aber eine empfehlenswerte Kübelpflanze für Terrasse oder Balkon. Er muß in einem kühlen, hellen Raum überwintert werden, und auch während der Ruhezeit darf der Wurzelballen nie austrocknen.

Inhaltsstoffe, Wirkung, Verwendung:

Verwendet wird das Lorbeeröl, das aus den Früchten gewonnen wird. Es ist ein salbenartiges Gemisch aus fettem und ätherischem Öl. In der Humanmedizin ist es Bestandteil mancher Furunkelsalben und Massagecremes zur Behandlung von Sportverletzungen. Sein wichtigster Einsatzbereich ist jedoch die Tiermedizin. Vom Meerschweinchen über Hund und Katze bis zu Kuh und Pferd werden Verhärtungen und Entzündungen am Gesäuge bzw. Euter mit dem reinen, salbenartigen Lorbeeröl behandelt. Lorbeeröl ist als sogenannte Eutersalbe im Handel. Stumpfe Verletzungen mit Verhärtung des Gewebes werden zur „Erweichung" ebenfalls mit Lorbeeröl behandelt.

Löwenzahn
(Taraxacum officinale)

Botanische Informationen, Vorkommen:

Löwenzahn, Familie Korbblütler (Compositae), gehört zu den bekanntesten und meistverbreiteten Pflanzen Mitteleuropas. Seine Fähigkeit, sich den unterschiedlichsten Bedingungen anzupassen, ist frappierend: Trockenrasen, feuchte Wiesen, schattige Plätze, pralle Sonne, Steinfugen, Weideland, auf dem er vom Vieh mit Vorliebe bis zum Boden abgefressen wird, Gartenbeete, begangene Wege usw. Im Gebirge fin-

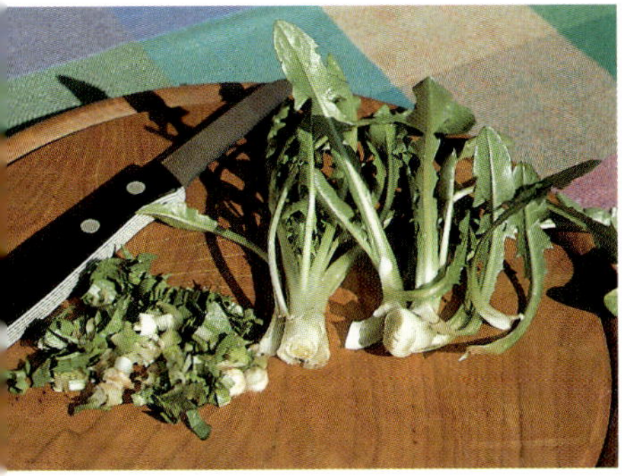

Feingeschnittener junger Löwenzahn: eine Delikatesse für Mensch und Tier

det man ihn in Felsspalten. Nur das Meer ist ihm offenbar nicht recht geheuer, denn von der Küste hält er sich fern. An seinen äußerst verschiedenartigen Standorten wechselt er, als Anpassung an die Gegebenheiten, jeweils ein wenig die Gestalt. An trockenen, mageren und sandigen Standorten bildet er derbe Blätter mit Härchen als Verdunstungsschutz aus, dagegen sind seine riesigen Blätter in der gedüngten Wiese dunkelgrün, weich und saftig. Um die Vielfältigkeit des Aussehens noch zu steigern: Die Spezies „Löwenzahn" ist ein typisches Beispiel für ein Phänomen, das in der Botanik mit dem Begriff „Sammelart" charakterisiert wird. In einer solchen Sammelart sind Pflanzen vereinigt, die, genetisch bedingt, recht unterschiedliche Eigenschaften haben. Im Falle des Löwenzahns gibt es Pflanzen mit stark zerlappten Blättern, während vielleicht daneben Pflanzen mit fast ganzrandigen Blättern stehen können. Wird der Löwenzahn abgefressen oder abgemäht, bildet er unverdrossen in kurzer Zeit eine neue Rosette.

Auch im Garten wächst er gerne und reichlich auf jedem Naturrasen, auf Baumscheiben, in seltener gejäteten Beeten oder am Heckensaum.

Ernte, Inhaltsstoffe, Verwendung:

Für Tiere können die frischen Blätter, die Wurzeln und die Früchte verwendet werden. Löwenzahn gilt in der Humanmedizin als bitterstoffreiches Tonikum (= Stärkungsmittel). Er enthält außer den Bitterstoffen enzymatisch wirkende Substanzen, kreislaufwirksames Cholin, auflösende „erweichende" Saponine, viel Kalium und in den frischen Blättern viel Vitamin C.

Soll der Löwenzahn zur Frühjahrskur für den Menschen eingesetzt werden, beispielsweise als Salat, muß man darauf achten, daß man junge, zarte Blätter nimmt. Wenn die Pflanze zu blühen beginnt, werden die Blätter hart, recht bitter und auch unbekömmlich. Viele Tiere verzehren sie trotzdem, aber Feinschmecker, vor allem die meisten Katzen, mögen die Blätter der blühenden Pflanze ebenfalls nicht. Man wartet dann auf den Neuaustrieb nach dem Abmähen. Löwenzahn ist für alle Haustiere geeignet, die man hierzulande üblicherweise hält. Schildkröten lieben ihn über alles, Kaninchen und Käfigvögel freuen sich darauf, Hund und Katze hält er gesund und er ist nahrhaft fürs liebe Vieh.

Die frischen Blätter werden den Tieren kleingeschnitten ins Futter gemischt oder auch unzerkleinert angeboten. Frische Löwenzahnblätter wirken regenerierend und entwässernd. Diese nierenanregende, „blutreinigende" Wirkung ist vor allem bei rheumatischen Erkrankungen

und Arthrose sehr hilfreich. Hervorzuheben ist auch seine magenstärkende und bei funktionalen Magenstörungen heilende Wirkung. Neigt ein Tier zu Krämpfen und Koliken, sind Löwenzahnblätter besonders zu empfehlen, oder man verabreicht die Wurzel. Außerdem hat Löwenzahn eine leberstärkende Wirkung und regt die Galleproduktion an, was die Verdauung fördert.
Löwenzahnwurzeln werden im zeitigen Frühling oder im Herbst geerntet, nicht im Frühsommer während der Blütezeit. Eigene Erfahrung: Im Herbst sind die Wurzeln größer und unverbrauchter als nach der Winterpause. Untersuchungen der Inhaltsstoffe bestätigen diesen Eindruck: Im Frühling enthält die Wurzel nur 17 % Inulin, im Herbst bis zu 50 %. Inulin ist eine für Korbblütler typische Stärkeart, die im Gegensatz zu Mehl oder Kartoffelstärke im Körper nicht zu Traubenzucker, sondern zu Fruchtzucker abgebaut wird. In manchen Gegenden werden die nahrhaften Löwenzahnwurzeln im Herbst ausgegraben, gekocht und an Haustiere verfüttert.
Zu ergänzen wäre, daß in der Humanmedizin der Tee aus der getrockneten Wurzel kurmäßig bei Arthrose und Gicht, funktionalen Magen-, Leber- und Gallestörungen, Nierenschwäche, Nierengrieß und insgesamt zur „Blutreinigung" empfohlen wird.
Auch in der Tierheilkunde, und hier besonders für Hunde, kann die Wurzel bei ähnlichen Beschwerden und vor allem bei Magenkrämpfen eingesetzt werden. 2 Teelöffel der getrockneten Droge werden in ½ Liter Wasser über Nacht eingeweicht und dann dem Hund mitsamt den Wurzelteilchen zum Trinken angeboten. Selbstverständlich gilt das gleiche für die Katze, für die man aber tunlichst die eingeweichten Pflanzenteilchen absiebt. Gegen Wassersucht, die besonders bei älteren Tieren durch mangelhafte Herztätigkeit entsteht – ähnlich wie beim Menschen –, wird dem Tier eine Teemischung aus Löwenzahnwurzeln und Weißdorn (Blätter und Blüten) im Trinknapf verabreicht. Weißdorn stärkt die Herztätigkeit, Löwenzahn sorgt auf milde Art für Entwässerung.
Die Löwenzahnblätter kann man, wie schon gesagt, auch an Vögel verfüttern. Besonders nahrhaft für Vögel sind auch die Löwenzahnsamen (s. Seite 91).
Zusammenfassend ist zu sagen, daß wohl kaum eine andere Pflanze so vielfältig einzusetzen ist wie der Löwenzahn, der mit seinen herrlichen gelben Blütenständen das Auge erfreut und mit seinen exquisit schwebenden Früchten jedes Kind, jeden Biologen und jeden Techniker begeistert.

Malve
(Malva sp.)

Stockrose
(Alcea rosea)

Eibisch
(Althaea officinalis)

Botanische Informationen, Vorkommen:

Malven und Eibisch werden hier zusammengefaßt, weil sie ähnliche Inhaltsstoffe haben und zur selben Familie gehören, nämlich zu den Malvengewächsen (Malvaceae). Aber zuerst sei etwas botanische Ordnung in die wich-

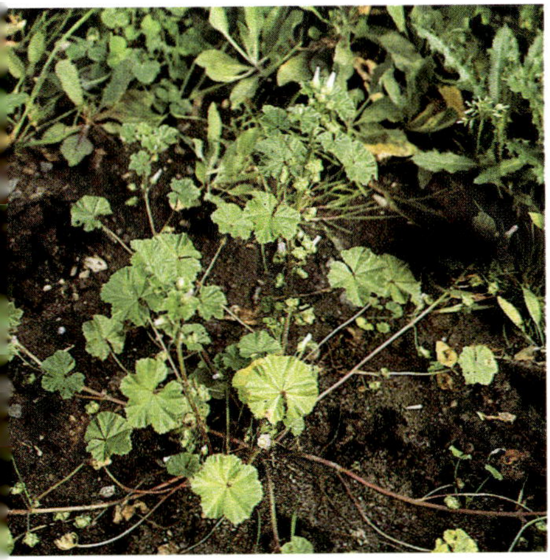

Die anspruchslose Wegmalve

tigsten als Heilpflanzen verwendeten Malven gebracht. In unserer einheimischen Flora gibt es sieben wildwachsende Malvenarten, die früher medizinisch genutzt wurden. Zwei davon sind leicht zu erkennen, leicht aufzufinden und auch heute noch medizinisch bedeutsam:

Die Wilde Malve *(Malva sylvestris)* ist seit der Jüngeren Steinzeit Kulturfolger des Menschen und kommt an nährstoffreichen Standorten vor. Sie wächst an Wegrändern, Wiesenrändern, auf Böschungen und in Unkrautfluren. Sie wird bis 90 cm hoch und hat 3 bis 4 cm große dunkelrosa Blüten, bei denen jedes Blütenblatt drei dunkle Längsstreifen aufweist. Die Blätter sind handförmig gelappt und gekerbt. Man kann die Wilde Malve in der Gartenwiese ansiedeln. Verwendet werden vor allem die Blüten, manchmal auch das ganze blühende Kraut.

Die Wegmalve *(Malva neglecta)* hat einen niederliegenden Stengel. Ihre Blätter sind nur schwach gelappt. Ihre knapp 2 cm großen Blütchen sind hellrosa bis fast weiß. Sie wächst häufig in Ödlandfluren im Siedlungsbereich. Man kann sie im Garten ansiedeln, beispielsweise auf Baumscheiben im Obstgarten. Verwendet wird die blühende Pflanze.

Die Stockrose oder Stockmalve ist eine traditionsreiche, sehr dekorative Bauerngartenpflanze und benötigt einen nahrhaften, vor allem aber auch lockeren Boden, in dem sie ihre Pfahlwurzel gut verankern kann. Sie ist eine zweijährige Pflanze und wird im Frühsommer ausgesät. Im Herbst verpflanzt man sie an ihren endgültigen Platz, der frei und sonnig sein sollte. An ungünstigen Standorten wird sie stark vom Malvenrost befallen. Sie braucht organischen Volldünger oder Stallmist. Verwendet werden von ihr die Blüten mit dem grünen Kelch. Die ganz dunkelroten, fast schwarz blühenden Sorten gelten wegen ihres hohen Gehalts an dem Farbstoff Anthocyan, dem heilsame Wirkungen zugschrieben werden, als besonders wertvoll.

Der Echte Eibisch ist seit Jahrhunderten fester Bestandteil der Kloster- und Bauerngärten. Er braucht kalkhaltigen, nährstoffreichen Boden, der keinesfalls sauer sein darf. Sein Standort sollte sonnig sein, und er möchte nicht von anderen Pflanzen bedrängt werden. In der Humanmedizin werden die Wurzeln des Eibischs verwendet, in der Tierheilkunde auch die Blätter.

Inhaltsstoffe, Wirkung, Verwendung:

Hauptwirkstoff in allen Malven ist der reichlich vorhandene Pflanzenschleim. Dazu kommt etwas Gerbstoff. Drei wichtige Anwendungsbereiche sind zu nennen: Erkältungskrankheiten, vor allem Bronchitis, Entzündungen im Magen, Dünndarm und Dickdarm sowie äußerlich für Umschläge bei Entzündungen der Haut.
Bei Vögeln liegen für die innere Behandlung mit Malven keine verwertbaren Erkenntnisse vor, aber es dürfte nichts dagegen sprechen, bei den genannten Indikationen etwas kleingeschnittene frische Malve zu verfüttern oder getrocknete, zerriebene Malve ins Futter zu mischen oder Malventee im Trinknapf anzubieten.
Eine Anmerkung zum Ausdruck „Malventee": Bei dem unter diesem Namen im Handel angebotenen Erfrischungstee handelt es sich nicht um die für Heilzwecke eingesetzten Malven, von denen hier die Rede ist, sondern es ist ein Tee aus der afrikanischen Art *Hibiscus sabdariffa*, ebenfalls ein Malvengewächs.
Hunde, Katzen und Kleinsäuger erhalten Malven im Futter oder als Tee. Am wirksamstem ist der Tee, wenn man 2 Teelöffel getrocknete Blüten und Blätter der Malve mit ¼ Liter warmem Wasser übergießt, 8 Stunden lang ziehen läßt, absiebt und eventuell leicht gesüßt anbietet. Aber auch das Überbrühen der getrockneten Droge mit heißem Wasser und 15 Minuten ziehen lassen ist eine gebräuchliche Zubereitungsart. Dieser Tee wird bei Bronchitis oder Entzündungen im Magen und Darm gegeben.
Sehr wichtig ist auch die äußere Anwendung als Umschlag mit dem Tee. Hier steht die entzündungshemmende, „erweichende" Wirkung besonders bei Abszessen und auch bei offenen, infizierten Wunden im Vordergrund. Auch Muskelzerrungen und Blutergüsse können damit behandelt werden.
Besonders wirksam ist bei den eben genannten Indikationen, allerdings nicht bei offenen Wunden, ein Brei-Umschlag aus den Blättern des Eibischs: Die Blätter werden gewaschen und gut zerquetscht, anschließend trägt man den Brei auf eine Kompresse auf. Die Kompresse wird mit einer Binde befestigt und eventuell in halbstündigem Abstand einige Male gewechselt.

Petersilie
(Petroselinum crispum)

Botanische Informationen, Kultur:

Genau wie viele andere Küchenkräuter gehört Petersilie zur Familie der Doldenblütler (Umbelliferae). Im Garten braucht Schnittpetersilie einen sonnigen bis halbschattigen Platz und einen nährstoff- und humusreichen, möglichst mit Kompost versorgten Boden. Petersilie kann auch gut in Kästen oder Schalen gepflanzt werden.

Inhaltsstoffe, Wirkung, Verwendung:

Petersilie ist ein sehr gesundes, eisenhaltiges, vitaminreiches Gewürz. Der charakteristische Duft wird durch ein Gemisch aus ätherischen Ölen erzeugt, unter denen das Apiol eine Reizwirkung

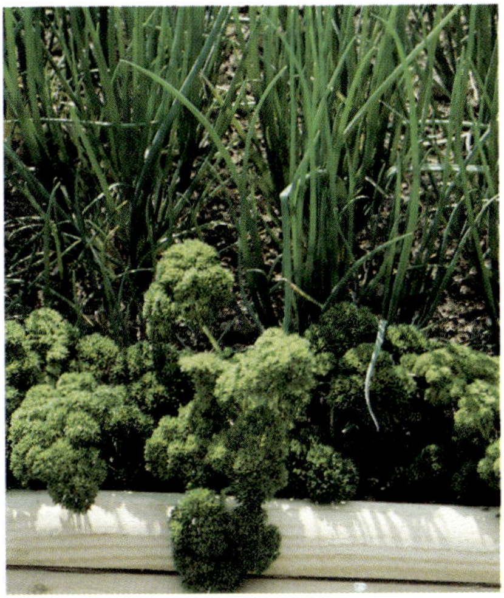

Petersilie ist sehr gebräuchlich, aber mit Vorsicht einzusetzen.

auf das Nierengewebe ausübt, wodurch die Harnausscheidung kräftig angeregt wird.
Petersilienblättchen werden dem Futter zugesetzt. Bei Tieren und auch bei Menschen darf Petersilie nicht überdosiert werden, weil es sonst zu unangenehmen Nierenreizungen kommen kann. Petersiliensamen enthalten Apiol in so hoher Konzentration, daß diese für Tiere giftig sind.

☞ HINWEIS:

Trächtige Tiere sollten Petersilie überhaupt nicht bekommen, weil die enthaltenen ätherischen Öle den Uterus zur Kontraktion anregen. Ein ausgezeichnetes Mittel zur Behandlung von Insektenstichen ist die Auflage gequetschter Petersilienblätter.

Quecke

(Agropyron caninum, Agropyron repens)

Botanische Informationen, Vorkommen, historische Verwendung:

Die Quecke aus der Familie der Süßgräser (Gramineae) gehört wohl, weil sie so gut wie unausrottbar ist, zu den verhaßtesten Unkräutern im Garten und in der Landwirtschaft. Sie wird bis 1,50 m hoch, und ihr kriechender, verzweigter Wurzelstock arbeitet sich unaufhaltsam im Boden vorwärts, wobei er sich nicht einmal durch einen befestigten Plattenweg oder ein ähnliches Hindernis bremsen läßt: so etwas wird einfach unterwandert. Das Gras hat einen aufrechten, glatten Stengel und eine endständige Ähre mit drei- bis sechsblütigen Ährchen. Verwechslungen mit anderen Gräsern sind möglich, allerdings werden in der Volksmedizin außer der echten Quecke auch andere Gras-Wurzelstöcke wegen ihrer abführenden und entwässernden Wirkung eingesetzt.
Wenn Sie die Wurzelstöcke der Quecke für Heilzwecke verwenden und selbst sammeln wollen, sollte das möglichst im zeitigen Frühjahr geschehen. Die Wurzelstöcke werden gründlich gereinigt, zerkleinert und im Backrohr bei etwa 50 Grad getrocknet.
Früher wurden in schlechten Zeiten die getrockneten Queckenwurzeln auf dem Acker zusammengerecht, gemahlen und dem Brotmehl zugefügt. Die Queckenwurzel ist nahrhaft, denn sie enthält die Stärke Triticin, die aus Fruchtzuckermolekülen aufgebaut ist, so daß sie bis heute zur Herstellung diätetischer Le-

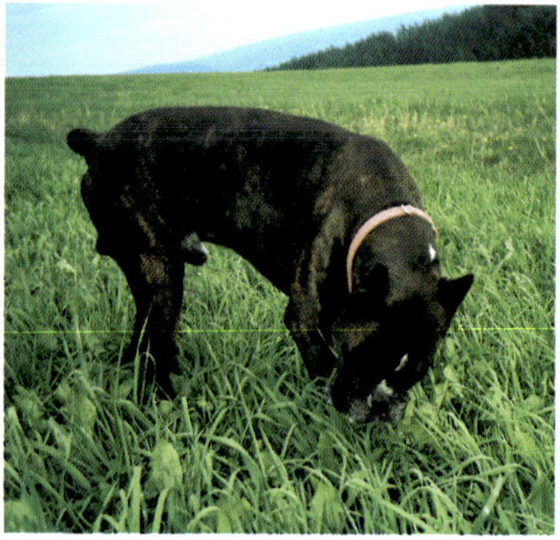

Frische Quecke, das beliebteste Grünzeug für den jungen Hund

bensmittel verwendet wird. Aus gerösteten und gemahlenen Queckenwurzeln, eventuell mit geröstetem Eichelmehl gemischt, wurde auf dem Land ein Kaffee-Ersatz hergestellt.

Inhaltsstoffe, Wirkung, Verwendung:

Der Wurzelstock der Quecke enthält Schleimstoffe, Saponine, ein ätherisches Öl, Mineralstoffe und Spurenelemente, speziell Kaliumsalze, Kieselsäure und Eisen, Vitamin A und Vitamine der B-Gruppe sowie die schon erwähnte, aus Fruchtzucker aufgebaute Stärke Triticin. Wenn Ihr Hund „Gras frißt", ist es bevorzugt die Quecke, auf die er aus ist. Vor allem „wenn ihm im Magen nicht gut ist", wie Hundehalter es ausdrücken, ist er auf den Verzehr der Quecke angewiesen. Sie versorgt den Hund mit Ballaststoffen, die er, genau wie der Mensch, zur Anregung der Darmtätigkeit braucht. Und wenn ihm wirklich etwas Unbekömmliches im Magen liegt, wird das Erbrechen erleichtert. Ähnliches wird von Katzen berichtet, die zu diesem Zweck weniger die zähe, rauhe Quecke verzehren, sondern eher feinere Gräser und andere Pflanzen.
Aufgrund ihres hohen Gehalts an Kieselsäure werden mit der Queckenwurzel ähnliche Indikationen wie beim Schachtelhalm behandelt. Sie wird zur „blutreinigenden" Nierenanregung eingesetzt. Bei chronischer Bronchitis unterstützt sie die Heilung. Sie ist hilfreich für die Heilung von Nierenbeckenentzündungen und Blasenkatarrh. Ein wichtiger Einsatzbereich sind langwierige Hautkrankheiten, bei denen die Heilung „von innen her" erfolgen.
Queckenwurzel kann allen Tieren kleingeschnitten und eventuell etwas eingeweicht im Futter angeboten werden. Sie entfaltet dann nicht nur die beschriebenen Heilwirkungen, sondern versorgt das Tier außerdem mit den zur Darmaktivität nötigen Ballaststoffen. Auch der Tee kann, eventuell leicht gesüßt, im Trinknapf angeboten werden.

Zubereitung:

2 bis 3 gehäufte Teelöffel der getrockneten, zerkleinerten Droge mit ¼ Liter heißem Wasser übergießen, 10 Minuten ziehen lassen, absieben.

Rainfarn
(Tanacetum vulgare)

Botanische Informationen, Vorkommen:

Diese gelbblühende Pflanze hat botanisch nichts mit den Farnen zu tun, wie der Name nahelegt, sondern sie ist ein

Korbblütler (Compositae) und mit den Chrysanthemen verwandt. Der Rainfarn wächst an sonnigen Böschungen, an Wegrändern sowie auf städtischem und dörflichem Ödland.

Inhaltsstoffe, Wirkung, Verwendung:

Die frische oder getrocknete Pflanze gehört zu den traditionsreichen Mitteln zur Bekämpfung von Ungeziefer aller Art. Bei Mensch und Tier wurde der Rainfarn innerlich als Wurmmittel verwendet. Zahlreiche Tierbesitzer, vor allem auf dem Lande, setzen ihn auch heute noch vom Kaninchen bis zum Pferd zur Behandlung von Eingeweidewürmern ein. Die Pflanze heißt im Volksmund auch „Wurmkraut". Generell kann man zur inneren Anwendung leider nicht raten, denn es scheint verschiedene Rassen des Rainfarns zu geben, die das ätherische Öl Thujon sowie Glykoside in so konzentrierter Form enthalten, daß die Giftwirkung überwiegt, was Krämpfe, Leibschmerzen und Atemnot verursacht und sogar tödlich enden kann. Auf keinen Fall darf Rainfarn trächtigen Tieren verabreicht werden. Zu empfehlen ist die äußere Anwendung in Form von Waschungen mit dem Tee oder Einstreuen der getrockneten Pflanze in die Hundehütte oder Füllen eines Schlafkissens mit getrocknetem Rainfarn.

Rainfarn, altbewährt gegen Ungeziefer aller Art

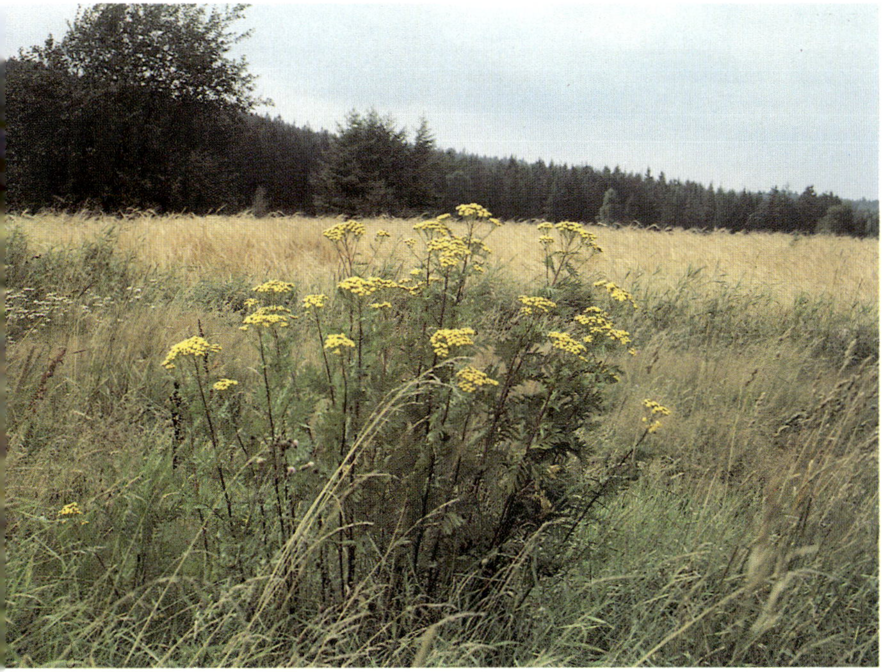

Ringelblume
(Calendula officinalis)

Botanische Informationen, Anbau im Garten:

Die Ringelblume ist eine einjährige Pflanze aus der Familie der Korbblütler (Compositae). Einmal ausgesät, hält sie dem Garten durch fleißige Selbstaussaat die Treue. Sie verliert jedoch im Laufe der Jahre an Blütengröße, Farbe und Fülle. Wenn Sie edlere Formen wünschen, sollten Sie ab und zu gekaufte Samen einer Zuchtsorte neu aussäen. In heißen Jahren wird sie von verschiedenen Pilzen befallen, was vor allem an der Fleckigkeit der Blätter zu erkennen ist. Befallene Pflanzen sollte man etwa eine Handhoch über dem Boden abschneiden. Der Neuaustrieb ist dann zunächst gesund. Kranke Pflanzenteile werden selbstverständlich nicht für medizinische Zubereitungen verwendet.

Rezept für Ringelblumentee:

1 bis 2 Teelöffel der getrockneten Droge mit ¼ Liter kochendem Wasser überbrühen, 10 Minuten ziehen lassen, absieben.

Für die Herstellung von Ringelblumensalbe gibt es verschiedene Rezepte. Die meisten kranken daran, daß die frischen Ringelblumen mit sehr heißem, womöglich gar kochendem Schweinefett „überprasselt" werden. Das ist ein ziemlich sicheres Mittel, um die wertvollen Wirkstoffe zu zerstören.

Rezept für eine Ringelblumensalbe:

2 Handvoll frische Ringelblumenblüten werden in ½ kg zerlassenes, etwa 60 Grad heißes Schweinefett eingerührt. Diese Temperatur (keinesfalls heißer!) sollte etwa 3 Stunden gehalten werden. Alle 10 Minuten wird umgerührt. Um der Salbe einen angenehmen Duft zu verleihen, können Sie je ein Zweiglein Rosmarin und Lavendel dazugeben.

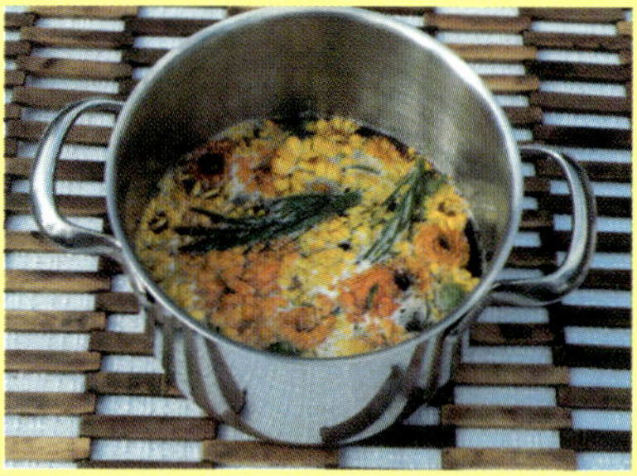

Am Schluß absieben, in kleine Gläser füllen, den Vorrat im Tiefkühlschrank aufbewahren und nur so viel parat halten, wie man gerade braucht.

Inhaltsstoffe, Wirkung, Verwendung:

Die Blüten enthalten ätherisches Öl, Flavonoide, Bitterstoffe und Carotinoide. Bei der letztgenannten Stoffgruppe handelt es sich um Vorstufen von Vitamin A. Carotinoide besitzen für die Behandlung schlecht heilender Wunden und Ausschläge eine große und wissenschaftlich neu bestätigte Bedeutung. Dazu kommen Saponine, die eine „erweichende

und zerteilende" Wirkung haben, wie es die traditionelle Volksmedizin ausdrückt. Das bedeutet, daß dicke Sekrete und zäher Eiter aufgelöst werden. Harze, Bitterstoffe und ätherische Öle ergänzen die Wirkstoffpalette.
Die äußere Anwendung steht bei der Ringelblume im Vordergrund. Zum Einsatz kommen Ringelblumentee für Umschläge und Ringelblumensalbe zum Bestreichen.
In der bäuerlichen Volksmedizin wird das Schweinefett gern als Grundlage für verschiedene Salben verwendet. Auch Ziegenbutter wird nach Möglichkeit gern benützt. Diese darf aber nur im Wasserbad erhitzt werden, und sie wird relativ rasch ranzig.
Stumpfe Verletzungen, wie etwa Prellungen oder Verstauchungen, aber vor allem frische oder eitrige, schlecht heilende Wunden, Furunkel und Abszesse werden mit einer Ringelblumentee-Kompresse behandelt. Frische Wunden, wie sie beispielsweise bei Hunden und Katzen nach Raufereien häufig vorkommen, können mit dem Tee ausgewaschen werden. Die Ringelblumensalbe kann vielfältig eingesetzt werden: bei Geschwüren und Geschwülsten, zur Wundbehandlung (auch langfristig), bei Abszessen, juckenden, entzündeten Insektenstichen und schmerzenden Gelenken. Ohrgeschwüre bei Katzen, die sich auf Ekzeme, Parasiten oder – bei älteren Tieren – auf einen faulen Zahn zurückführen lassen, müssen zunächst ursächlich vom Tierarzt diagnostiziert und behandelt werden. Zur unterstützenden Therapie und längerfristig werden sie mit Ringelblumensalbe versorgt, wobei die Salbe im Gehörgang sehr vorsichtig mit einem Wattestäbchen oder mit dem zusammengerollten Rand eines Papiertaschentuchs aufgetragen wird. Operationsnarben, etwa nach Kastration oder Sterilisation, werden ebenfalls mit Ringelblumensalbe behandelt.

Schafgarbe
(Achillea millefolium)

Botanische Informationen, Vorkommen:

Die Schafgarbe gehört zur Familie der Korbblütler (Compositae). Aus einem kriechenden Wurzelstock entwickeln sich zuerst fein zerteilte, dunkelgrüne Blätter und später auch weiße oder hellrosa Blüten. Die Schafgarbe ist eine Kulturfolgerin des Menschen, die vor allem Wiesen, aber auch naturnahen Gartenrasen besiedelt. Es gibt mehrere Unterarten, je nachdem, ob der Boden nährstoffreich, mager, sandig, kalkhaltig, steinig oder lehmig ist.

Inhaltsstoffe, Wirkung, Verwendung:

Hauptwirkstoff der Schafgarbe ist das ätherische Öl Chamazulen (= Wirkstoff der Kamille). Dazu kommen Bitter- und Gerbstoffe sowie ein hoher Gehalt an Mineralsalzen, vor allem Kalium und Magnesium. Die antiseptische, adstringierende (= zusammenziehende), blutstillende Wirkung macht die Schafgarbe zu einem besonders probaten Mittel der ersten Hilfe bei Verletzungen. Nehmen wir einmal an, auf einer Wanderung würden sich mein Hund oder ich verletzen, so würde ich gewiß einige Schafgarbenblättchen suchen, würde sie quetschen oder leicht zerkauen und sie auf oder in die blutende Wunde legen. Die Wunde hört dann in der Regel bald auf zu bluten, so daß weiter nichts mehr nötig ist, bis sie fachgerecht versorgt werden kann. Eventuell kann man auch die Schafgarbenblättchen auf der Wunde festbinden. Wohlgemerkt: Wenn Sie nicht zum Wandern unterwegs sind, ist selbstverständlich die Erstversorgung einer Wunde durch Auswaschen oder Umschläge mit Schafgarbentee empfehlenswerter, wenn es sich um stark blutende Verletzungen handelt. Anschließend wird die Wunde steril verbunden.

Bleiben wir zunächst bei der äußeren Anwendung der Schafgarbe. Eine der wirksamsten Salben gegen Krätze kann aus dieser traditionsreichen Heilpflanze hergestellt werden:

Rezept für Salbe gegen Krätze:

50 Gramm Schafgarbenwurzeln und dazu einige Blätter werden gut gewaschen, ganz klein zerschnitten und gequetscht. Sie werden in 100 Gramm zerlassenes, etwa 60 Grad heißes Schweinefett eingerührt, dann 10 Minuten lang umgerührt und durch ein Tuch abgesiebt. Die Salbe ist nur begrenzt haltbar und sollte im Kühlschrank aufbewahrt werden.

Schafgarbentee gehört zu den besonders wirksamen Mitteln für Waschungen und Spülungen bei Infektionen im Anal- und Genitalbereich der Tiere, und das gilt vom Hamster bis zum Pferd.

Zubereitung:

2 gehäufte Teelöffel getrocknete Schafgarbe mit ¼ Liter Wasser bzw. 4 Eßlöffel mit 1 Liter Wasser überbrühen, 15 Minuten ziehen lassen, abgießen. Nun zur inneren Anwendung: Schafgarbenblättchen sollten den Tieren immer wieder ins Futter gemischt werden, damit sie sich an den Geschmack gewöhnen. Schafgarbe ist eine der besten Pflanzen, wenn es um die Versorgung des Organismus mit Mineralstoffen und Spurenelementen geht; das gilt für Mensch und Tier. Mineralstoffe können hilfreich sein, das Federrupfen von Papageien in den Griff zu bekommen. Diese Verhaltensstörung hat eine Reihe noch nicht bekannter Ursachen, aber daß sie bisweilen durch Mineralstoffmangel erzeugt wird, ist erwiesen. Mangel an Magnesium und Kieselsäure scheint das Problem zu verstärken.

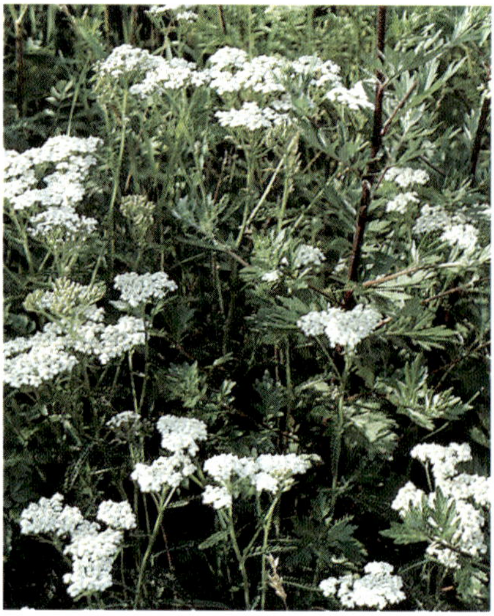

Blühende Schafgarbe für den Tee

Unklare Magen- und Darmbeschwerden sowie Appetitlosigkeit sind ein wichtiger Einsatzbereich. Innere Blutungen von Nase, Lunge, Darm, Uterus und Niere werden durch Schafgarbentee gestillt. Last not least: Auch im Katzenklo sorgt die getrocknete Schafgarbe für hygienische Verhältnisse.

Spitzwegerich
(Plantago lanceolata) und andere Wegericharten

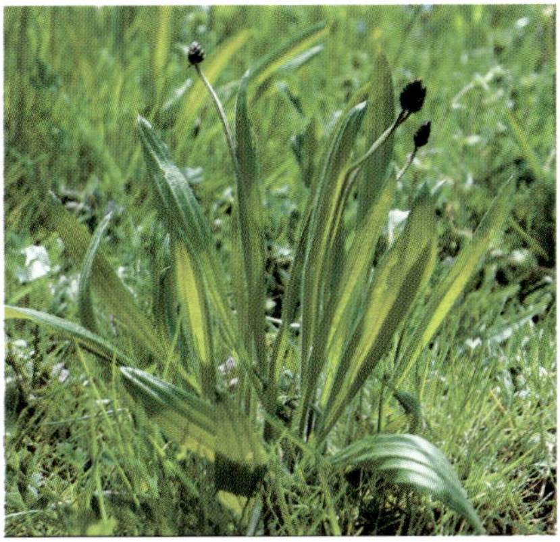

Spitzwegerich im Gartenrasen

Botanische Informationen, Vorkommen:

Von den Mitgliedern der Familie Wegerichgewächse (Plantaginaceae) ist der Spitzwegerich der heilkräftigste und wohl auch der bekannteste. Seine 20 bis 30 cm langen Blätter sind schmal und parallel geädert. Sie bilden eine Rosette. Der Blütenstand ist kurz und bräunlich mit einem Kranz weißlicher Staubgefäße. Spitzwegerich wächst auf fetten Wiesen oder auch auf Magerrasen sowie an Böschungen und im Brachland. Seine jungen Blätter können vom zeitigen Frühling bis in den Herbst gesammelt werden.
Mittlerer Wegerich *(Plantago media)* hat etwas breitere, hellere, zähere Blätter als der Spitzwegerich und etwas längere, rosafarbene Blütenstände. Sollte es zu Verwechslungen mit dem Spitzwegerich kommen, ist das nicht tragisch, denn er hat etwa die gleichen Inhaltsstoffe wie der Spitzwegerich, allerdings wohl in schwächerer Konzentration. Die Wertschätzung, die man auch ihm entgegenbringt, zeigt sich in der Tatsache, daß er in manchen Gegenden unverzichtbarer Bestandteil von Frühlingssuppen und grünen Soßen ist.
Breitwegerich *(Plantago major)* hat ovale, gestielte Blätter und einen langen, grünlichen Blütenstand. Er wächst auf verfestigten Böden, in Pflasterfugen und auf Wegen, daher der Name Wegerich für die ganze Gattung. Die Früchte aus den schmalen Fruchtständen waren und sind als Vogelfutter beliebt. Aber bitte nur maßvoll geben, also ab und zu eine Ähre pro Vogel, denn manche Beobachtungen scheinen zu belegen, daß beim Verfüttern größerer Mengen und bei Dauergebrauch Gesundheitsschäden auftreten können.

Inhaltsstoffe, Wirkung, Verwendung:

Von den aufgezählten Wegericharten wird als eigentliche Heilpflanze der Spitzwegerich verwendet. Er enthält Schleim, Bitterstoffe, Flavonoide, Kieselsäure und andere Mineralstoffe sowie das Glykosid Aucubin, das eine deutlich antibiotische Wirkung hat. Das

merkt man vor allem daran, daß Säfte und andere Zubereitungen aus Spitzwegerich nicht schimmeln und nicht faulen. Frische, kleingeschnittene Spitzwegerichblätter ins Futter bzw. in den Salat gemischt, gehören zu den empfehlenswertesten Kräutern zur vorbeugenden Gesundheitspflege für Tier und Mensch. Als Heilmittel sind Spitzwegerichblätter hochwirksam bei Bronchitis und anderen Erkältungskrankheiten. Wegen seiner antibiotischen Wirkung sind Magen-Darm-Infektionen, vor allem Durchfall, ein weiterer wichtiger Einsatzbereich. Ob allerdings Ihr Tier Spitzwegerichtee trinkt, ist zu bezweifeln. Wenn überhaupt, werden lieber frische Blätter genommen.
Bei Insektenstichen werden zerquetschte Blätter aufgelegt und eventuell mit einer Binde befestigt. Das nimmt den Juckreiz und verhindert Infektionen. Zerquetschte Spitzwegerichblätter kann man, ähnlich wie Schafgarbe, bei Verletzungen als erste Hilfe einsetzen. Das gilt allerdings wirklich nur für Notfälle, wenn man unterwegs ist und keinen sterilen Verband zur Hand hat.

Wildes Stiefmütterchen
(Viola tricolor)

Botanische Informationen, Vorkommen:

Hier sind nicht die beliebten, großblumigen Gartenstiefmütterchen gemeint, die aus Kreuzungen des Wilden Feldstiefmütterchens, von dem hier die Rede sein soll, mit anderen Arten der Gattung *Viola* hervorgegangen sind. Stiefmütterchen gehören zur Familie der Veilchengewächse (Violaceae). Vom Wilden Stiefmütterchen gibt es zahlreiche Unterarten mit geringen Unterschieden in Höhe und Wuchsform. Die Blütengröße kann variieren, und die Blütenfarbe besteht aus Kombinationen von Gelb, Violett und Blau, eben „tricolor".
Das liebliche Pflänzchen ist einjährig, muß also im Garten, wenn es sich nicht selbst vermehrt, immer wieder neu gesät werden. Sein natürlicher Standort sind Äcker, Wegränder und Böschungen. Geerntet wird das blühende Kraut, das rasch getrocknet und luftdicht aufbewahrt werden muß.

Inhaltsstoffe, Wirkung, Verwendung:

Die Pflanze enthält Saponine, Flavonoide, Salicylsäure sowie Gerb- und Bitterstoffe. Verwendet wird der Tee, und

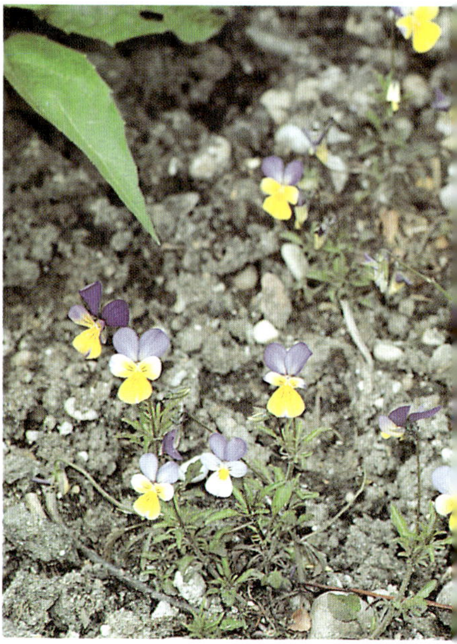

ich hoffe, Sie haben Ihr Tier rechtzeitig ans Teetrinken gewöhnt. Frisch sollte die Pflanze nicht eingesetzt werden, weil sie häufig Brechreiz hervorruft. Falls Ihr Tier den Tee nicht trinken mag, lohnt es sich dennoch, ihn äußerlich anzuwenden. Seit etwa 500 Jahren wird er bei Hautausschlägen, Geschwüren und schuppigen Ekzemen nicht nur innerlich verwendet, sondern auch äußerlich in Form von Umschlägen. Dafür spricht der Gehalt an zusammenziehenden Gerbstoffen und an schmerzstillender, entzündungshemmender Salicylsäure. Der Tee wirkt auch nierenanregend und wird deshalb zur „Blutreinigung" bei rheumatischen Erkrankungen empfohlen. Ein weiterer Einsatzbereich sind Erkältungskrankheiten mit trockenem Husten. Alle diese Angaben gelten für Mensch und Tier.

Thymian
(Thymus vulgaris)

Botanische Informationen, Vorkommen, Anbau im Garten:

In unserer einheimischen Flora gibt es in Trockenrasengesellschaften einige Thymianarten, Familie Lippenblütler (Labiatae), die ziemlich ähnlich aussehen, aber in der Qualität und Intensität des Duftes recht variabel sind. Der Feldthymian *(Thymus pulegioides)*, der ziemlich häufig auf sandigen, kalkarmen Böden vorkommt, hat eine lange Tradition als Hustenmittel, vor allem aber auch in der Bekämpfung von Flöhen, denn der Artname „pulegioides" ist vom lateinischen

Stiefmütterchen (links) für die Haut, Feldthymian gegen Ungeziefer (rechts)

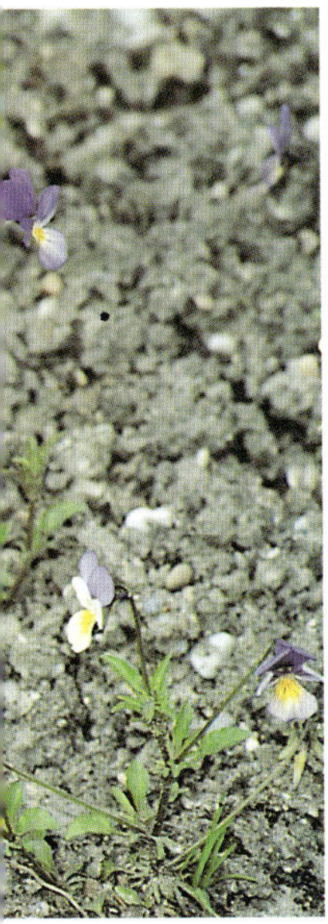

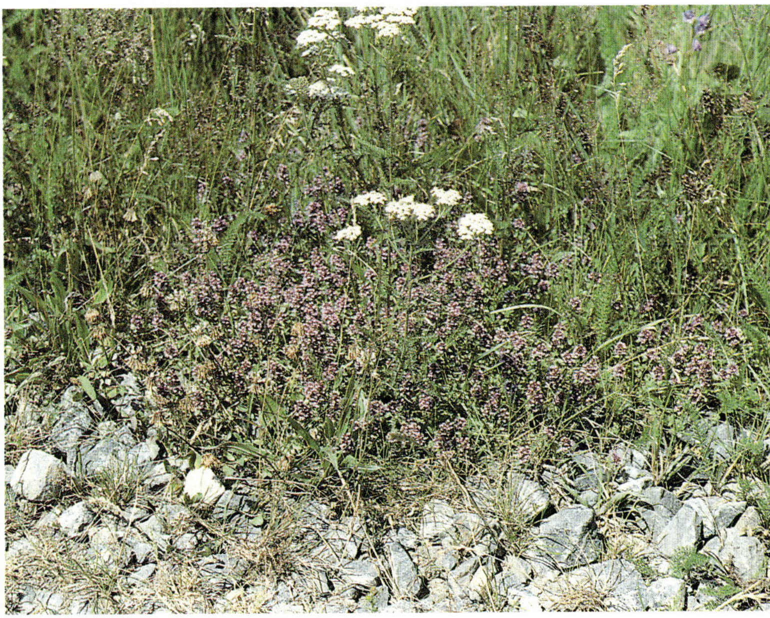

Wort „pulex" = Floh abgeleitet. Wenn man ihn verwenden will, sollte man ihn im Steingarten oder im abgemagerten Rasen ansiedeln.
Gartenthymian stammt aus dem Mittelmeergebiet. Er ist ein Halbsträuchlein mit schmalen, harten, aromatisch duftenden Blättern. Er braucht einen sonnigen, trockenen Platz, beispielsweise im Steingarten oder am Beetrand.

Inhaltsstoffe, Wirkung, Verwendung:

Feldthymian kann seinem klassischen Verwendungszweck gemäß getrocknet und als Kräuterkissen auf den Schlafplatz des Tieres gelegt werden. Auch

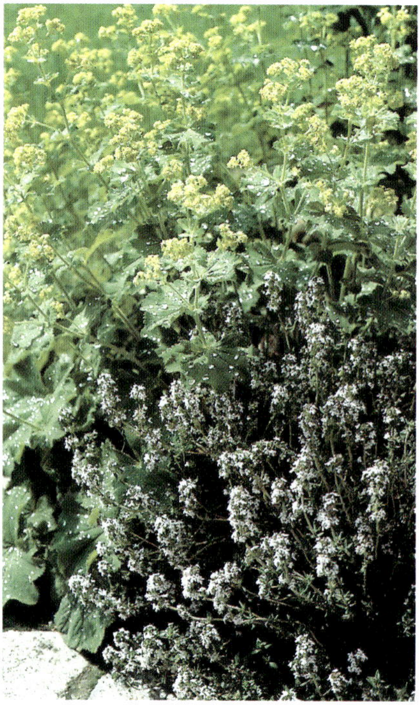

Gartenthymian und Frauenmantel

ein Bad oder eine Abreibung mit dem Tee vertreibt das Ungeziefer. Feldthymian oder auch der Gartenthymian sind in getrockneter Form wirksame Kräuter für die Hygiene und Geruchsbindung im Katzenklo.
Gartenthymian enthält die ätherischen Öle Thymol und Carvacrol sowie Gerbstoffe, Bitterstoffe und Flavonoide. Von allen Würzkräutern hat Thymian den höchsten Eisengehalt. Er wirkt antiseptisch, appetitanregend und fördert die Gallesekretion. Er ist magenfreundlich, löst Krämpfe im Magen-Darm-Trakt und ist blähungstreibend. Übelriechender dünner Kot wird normalisiert. Außerdem hat Thymian eine lange Tradition als wurmtreibendes Mittel bei Mensch und Tier.
Eingesetzt wird das kleingeschnittene Kraut oder vor allem auch der leicht gesüßte Tee.

Zubereitung:

1 gestrichenen Teelöffel der getrockneten Droge mit 1 Tasse kochendem Wasser übergießen, 10 Minuten ziehen lassen, absieben.
Der Tee ist, außer bei den genannten Indikationen, auch bei Blasenkatarrh sehr wirksam. Er kann zum Abwaschen von Ekzemen, Krätze oder anderen Hautkrankheiten verwendet werden, oder auch, vorbeugend und häufig eingesetzt, den Befall mit Ungeziefer vermindern.
Als rasche Hilfe und auch zur längeren Anwendung bei starkem Husten ist folgendes Mus hochwirksam: 1 Prise getrockneten Thymian mit etwas Marmelade verrühren und dem Tier eingeben. Dieses Mus mit dem schönen alten Na-

men „Latwerge" ist auch für Sie selbst bei Husten sehr zu empfehlen. Als Mensch nimmt man ½ Teelöffel Thymian und 1 Teelöffel Marmelade oder Honig und behält es lange im Mund.
Das Asthma älterer Katzen behandelt man ebenfalls mit Thymian: 2 Teelöffel getrocknetes Thymiankraut mit ¼ Liter Milch erhitzen, aber nicht kochen, ¼ Stunde ziehen lassen, absieben, mit Honig leicht süßen und der Katze anbieten. Sinngemäß kann man dieses Rezept auch für andere Tiere anwenden, die Milch zu sich nehmen.
Wenn Papageien keuchen oder schwer atmen, weicht man einige Rosinen in kräftigen Thymiantee ein und verfüttert sie. Genauso behandelt man auch Husten bei Meerschweinchen, Hamstern und anderen Kleinsäugern.

Vogelbeere, Eberesche
(Sorbus aucuparia)

Botanische Informationen, Vorkommen, Kultur:

Die Eberesche, auch Vogelbeere genannt, ist nicht mit der Esche verwandt, sondern zählt zu den Rosengewächsen (Rosaceae). Wildwachsend ist sie ein Pioniergehölz, das in Steinbrüchen, auf Waldschlägen und an Straßenrändern, oft zusammen mit der Birke, zu den ersten Gehölzen gehört, die an solchen hoffnungslos exponierten Stellen Wurzel schlagen können.
Im Garten eignet sie sich auch unter miserablen Bedingungen als Solitärpflanze oder als Bäumchen im lichten Heckenbereich. Warum für den Garten eventuell eine der Zuchtsorten zu empfehlen ist, beispielsweise 'Moravic' oder 'Edulis', wird gleich noch zu erörtern sein. Wenn Sie einen Vogel haben (im Käfig), ist die Eberesche im Garten sehr zu empfehlen, und Sie tun außerdem noch etwas Gutes für die wildlebenden Vögel.

Inhaltsstoffe, Wirkung, Verwendung:

Die Früchte enthalten reichlich Vitamine, vor allem Vitamin C, etwas ätherisches Öl, Gerb- und Bitterstoffe, das Kohlenhydrat Sorbose, das sich im Körper nicht zu Traubenzucker abbaut, sowie Sorbinsäure und Parasorbinsäure, die dafür verantwortlich sind, daß Vogelbeeren für Menschen, speziell für Kinder, als „giftig" gelten. Der Genuß der rohen Beeren kann Durchfall und Erbrechen hervorrufen. Vögeln machen diese organischen Säuren offenbar nichts aus.
Ganz nebenbei: Sorbinsäure und Parasorbinsäure werden in der Lebensmitteltechnik als Konservierungsstoffe verwendet; sie sind dafür verantwortlich, daß Vogelbeeren so gut wie nie faulen oder schimmeln. Durch Frost oder Kochen der Beeren werden diese Stoffe zerstört, was für die Marmelade oder Kompottbereitung wichtig ist.
Bei Käfigvögeln ist das Verfüttern von Vogelbeeren sehr gesundheitsfördernd für den Darm. Getrocknete Vogelbeeren können auch vor dem Verfüttern in Wasser eingeweicht werden. Frische Beeren haben wegen des Parasorbinsäuregehalts eine eher abführende Wirkung; Beeren, die Frost bekommen haben oder getrocknet oder gekocht sind, haben wegen des hohen Pektingehalts eine eher stopfende Wirkung.

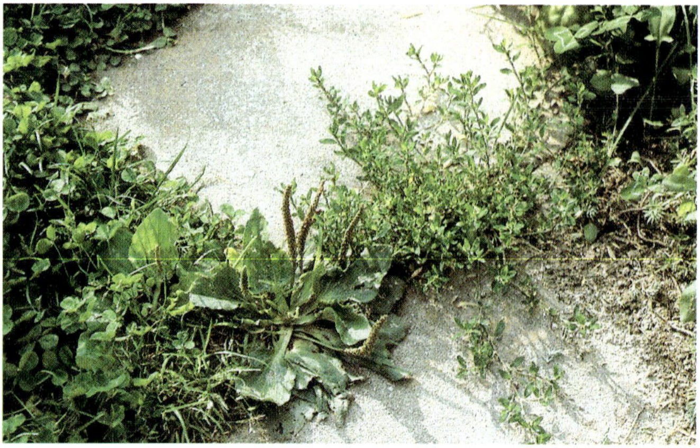

Vogelknöterich und Breitwegerich auf dürftigstem Standort

▷ **Vogelbeeren sind nicht nur für Vögel gesund und delikat.**

Vogelbeeren sind ein charakteristisches Beispiel dafür, wie die Verwendung als Heilmittel und der Gebrauch als gesundes Nahrungsmittel ineinander übergehen und sich somit vorteilhaft ergänzen können.

Vogelknöterich
(Polygonum aviculare)

Botanische Informationen, Vorkommen:

Das robuste, trittfeste und anspruchslose Pflänzchen aus der Familie der Knöterichgewächse (Polygonaceae) begleitet den Menschen als Kulturfolger seit der Jüngeren Steinzeit. Vogelknöterich findet man an Wegrändern, in Unkrautfluren, auf Höfen und in Pflasterfugen. Je nach Standort wächst er flach kriechend oder mit aufsteigendem Stengel bis 40 cm Höhe. Die schmalen Blättchen stehen ungestielt wechselständig am Stengel. In den Blattachseln sind unscheinbare Blütchen von weißlicher, rötlicher oder grünlicher Farbe.

Inhaltsstoffe, Wirkung, Verwendung:

Vogelknöterich weist einen hohen Gehalt an Kieselsäure auf. Dazu kommen Schleim- und Gerbstoffe, Flavonoide und geringe Mengen an Saponinen sowie Mineralstoffe und Spurenelemente. Eine Pflanze mit diesen Inhaltsstoffen ist prädestiniert zur nierenanregenden und nierenstärkenden „Blutreinigung" sowie als Hustenmittel. Verwendet wird im allgemeinen der Tee, der aus der frischen oder getrockneten Pflanze zubereitet werden kann. Er wird, wie schon bei anderen Teekräutern beschrieben, den Tieren leicht gesüßt angeboten.
An Vögel wird das Pflänzchen frisch verfüttert. Wegen des hohen Kieselsäure- und Mineralstoffgehalts bekommt der Vogel ein schönes, glänzendes Federkleid; außerdem leistet die Pflanze einen Beitrag zur Behandlung des Federrupfens. Auch Säugetiere mögen dieses Pflänzchen gerne, wie sich in der altbekannten Erfahrung zeigt, daß Schweine auf der Weide den Vogelknöterich besonders gerne fressen.

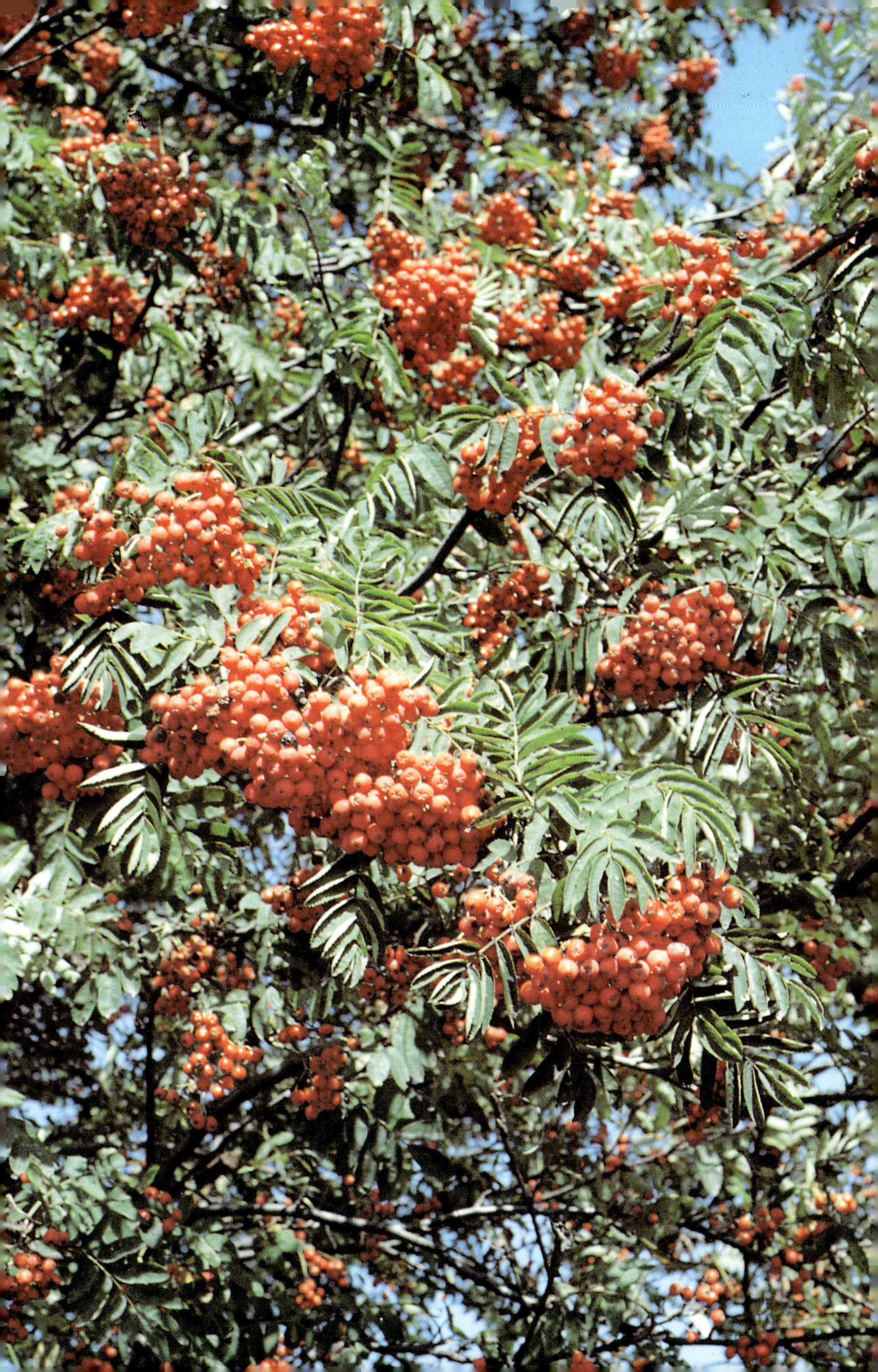

Vogelmiere, Hühnerdarm
(Stellaria media)

Botanische Informationen, Vorkommen:

Im Garten gibt es eine Reihe wirklich ärgerlicher Unkräuter, aber dieses kleine Pflänzchen aus der Familie der Nelkengewächse (Caryophyllaceae) gehört nicht dazu. Als ein- oder zweijährige Pflanze ist die Vogelmiere ein sogenanntes Samenunkraut, und man muß eben jäten, jäten, jäten, woran im Garten ohnehin kein Weg vorbeiführt. Die Vogel-

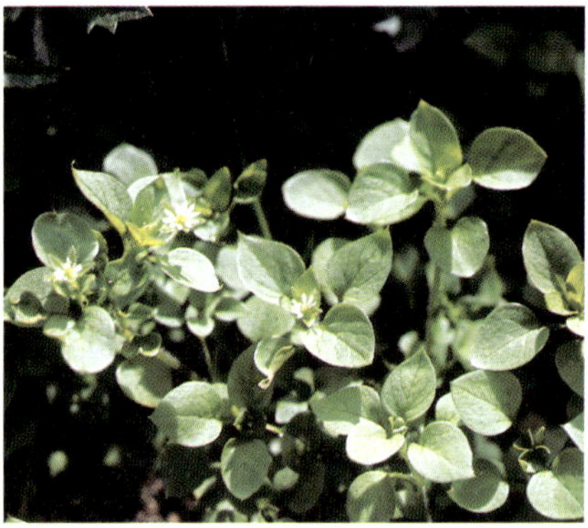

Vogelmiere, ein äußerst robustes Pflänzchen mit zarter Statur

miere wächst auf nährstoffreichem Kulturland, in Siedlungen und an Wegrändern bis in 2000 m Höhe. Sie wird 5 bis 30 cm hoch und ihr niederliegender Stengel verzweigt sich stark. Die gegenständigen Blättchen sind eiförmig, zugespitzt, dicklich und saftig. In den Achseln der Blättchen stehen weißliche, sternförmige Blütchen. Das Pflänzchen blüht zu allen Jahreszeiten, und ist demnach rund ums Jahr zu finden. Das hat den großen Vorteil, daß man für Tiere, vor allem für Vögel, selbst im Winter frisches Grünzeug sammeln kann.

Inhaltsstoffe, Wirkung, Verwendung:

Die Vogelmiere hat wohl mehr als ein Dutzend landschaftsgebundener Namen. In diesen Volksnamen für die Pflanze sind meistens Hühner oder Vögel in irgendeiner Zusammensetzung vertreten, woran man merkt, daß es sich bei dem Pflänzchen um eine Leibspeise für Geflügel und andere Vögel handelt. Als Heilpflanze in der Humanmedizin hat die Vogelmiere keine nennenswerte Tradition, vor allem, weil bei ihr nicht so sehr die Anwendung der getrockneten, sondern eher der frischen Pflanze anzuraten ist. Erst Sebastian Kneipp hat die Pflanze in die Heilkunde eingeführt. Er nennt sie ein „Lungenkraut im eigentlichen Sinne des Wortes" wegen ihrer schleimlösenden Wirkung. Es sei daran erinnert, daß Kneipp seinerzeit sehr intensiv mit der damals grassierenden Lungentuberkulose zu kämpfen hatte, und zwar sowohl persönlich als auch in seiner Eigenschaft als Seelsorger und Heilkundiger.
Hauptwirkstoff der Vogelmiere ist ein Saponin, dazu kommt kreislaufwirksames Rutin. Bemerkenswert ist der hohe Mineralstoffgehalt vor allem an Kalium. In diesem Sinne ist die Vogelmiere eine sehr empfehlenswerte frische Futterbeigabe für Vögel und andere Tiere sowie auch zum Salat für Menschen, mit dem großen Vorteil, daß sie praktisch das ganze Jahr zur Verfügung steht.
Kneipp empfiehlt dazu noch die äußere Anwendung: „Auch äußerlich ist der

Hühnerdarm sehr wirksam bei offenen Schäden, Ausschlägen und alten, faulen Geschwüren. Mischt man ihm noch Spitzwegerich und Zinnkraut bei, so kann man damit große Erfolge erzielen." Soweit Kneipps Empfehlung nach den Erkenntnissen der damaligen Zeit. Wenn ich nichts anderes zur Hand hätte, würde ich sicher diese Art der Anwendung nachvollziehen. Ansonsten wäre das Auswaschen und Behandeln mit einem unter dem Stichwort „Verletzungen" (s. Seite 129) empfohlenen Tee anzuraten.

Wermut ist gut gegen Darmwürmer und zur Behandlung von Zeckenbissen.

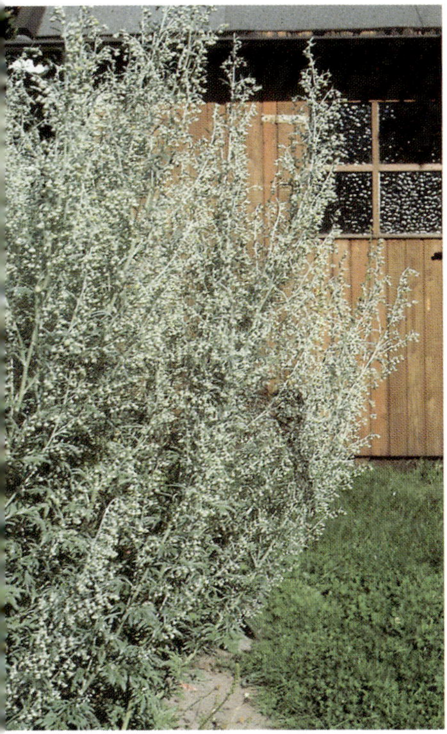

Wegwarte
(Cichorium intybus)

Botanische Informationen, Vorkommen:

Um diesen himmelblau blühenden Korbblütler (Compositae) ranken sich viele Legenden und Anekdoten. Vielleicht ist den Älteren unter Ihnen noch der „Zichorien-Kaffee" bekannt, der auch „Preußischer Kaffee" hieß, weil Friedrich der Große seine Herstellung und Verwendung betrieb. Die Pflanze wächst an Weg- und Straßenrändern.

Inhaltsstoffe, Wirkung, Verwendung:

Die Pflanze enthält unter anderem den Bitterstoff Intybin sowie Glykoside, Mineralstoffe und mehrere Vitamine. Medizinisch wird die Wegwarte zur vorbeugenden und heilenden Behandlung von Leber und Galle eingesetzt. Nach Möglichkeit sollte man im Sommer ihre Blätter den Tieren ins Futter mischen. Kaninchen und meistens auch Hamster und Meerschweinchen fressen sie gerne.

Wermut
(Artemisia absinthium)

Botanische Informationen, Anbau im Garten:

Der Wermut gehört zur Familie der Korbblütler (Compositae) und ist mit dem Beifuß verwandt. Im Garten braucht er viel Platz und sollte in der vollen Sonne stehen. Der Boden muß locker, durchlässig und auch etwas kalkhaltig sein.

Geerntet und getrocknet werden die oberen Stengelteile, wenn die gelblichen Blütchen eben aufzublühen beginnen.

Inhaltsstoffe, Wirkung, Verwendung:

Wermut enthält Bitterstoffe, von denen das Absinthin der bekannteste ist. Dazu kommen ätherische Öle, Harze und Flavonoide.
In der Tierheilkunde hat Wermut vor allem als Wurmmittel eine lange Tradition. Auch in der Humanmedizin wurde er früher häufig dafür angewendet. Ob Sie allerdings Ihr (womöglich verwöhntes) Haustier dazu bringen, Wermuttee zu trinken, ist zu bezweifeln. Versuchen Sie es vielleicht mit getrocknetem, recht fein im Mörser pulverisiertem Wermutkraut, ins Futter gemischt oder mit etwas Marmelade oder Honig angerührt. Die Dosierung reicht von einer Messerspitze für Kleinsäuger bis zu einer Handvoll für Kühe oder Pferde.

Zubereitung:

2 Teelöffel getrocknetes Wermutkraut mit ¼ Liter kochendem Wasser überbrühen, 10 Minuten ziehen lassen, absieben. In der schon mehrfach beschriebenen Weise (s. Seite 19) wird das Tier mit einem Schwamm oder Lappen abgewaschen. Auch der durch Insektenstiche/-bisse oder durch Zecken verursachte Ausschlag wird sorgfältig abgewaschen. Dadurch werden die Hautirritationen desinfiziert und neuer Befall wird verhindert.
Sehr zu empfehlen ist die äußere Anwendung gegen Ungeziefer. Man verwendet einen kräftigen Wermuttee.

☞ WARNUNG:

Wermut darf trächtigen Tieren keinesfalls innerlich verabreicht werden!

Zaunwinde
(Calystegia sepium)

Ackerwinde
(Convolvulus arvensis)

Botanische Informationen, Vorkommen:

Diese beiden Windengewächse (Convolvulaceae) klettern an Hecken und

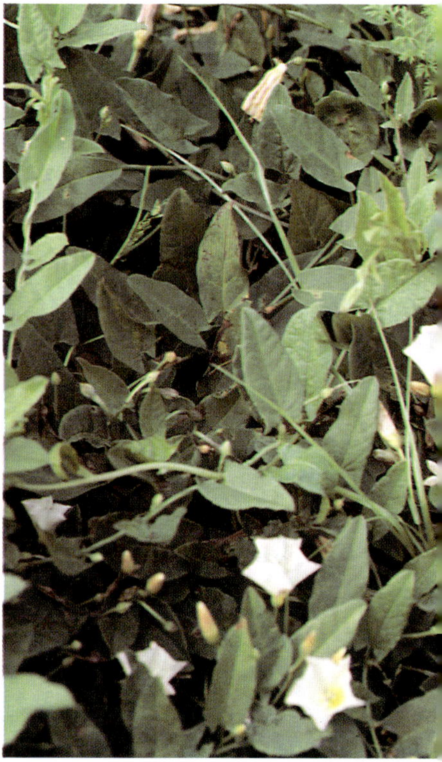

Zäunen empor. Die Zaunwinde hat große, weiße Blüten. Die Ackerwinde hat kleinere, rosafarbene Blüten und wächst auch kriechend als sehr lästiges Acker- und Gartenunkraut.

Verwendung:

In der Humanmedizin wurde früher der Tee als leichtes Abführmittel und zur Förderung der Leberfunktion und der Gallensekretion eingesetzt, wobei die Zaunwinde wesentlich stärker abführend wirkt. Die gleichen Wirkungen erzielt man bei Tieren, wenn man ihnen die Blätter ins Futter mischt. Besonders für Kaninchen sehr zu empfehlen.

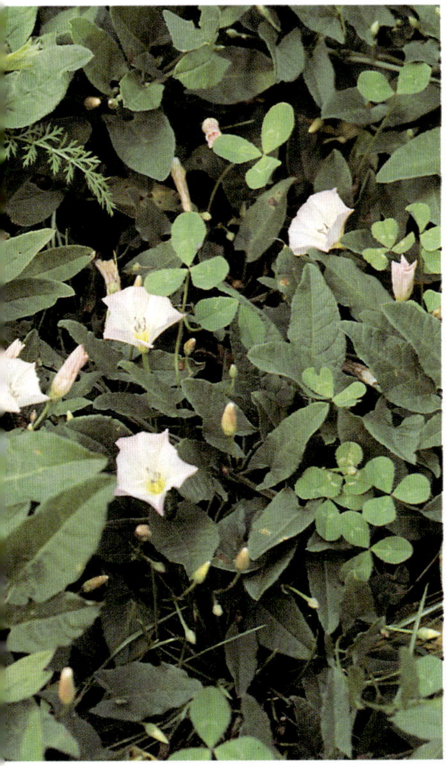

Ackerwinde, ein bewährtes Heilkraut

Zitronenmelisse

(Melissa officinalis)

Botanische Informationen, Anbau im Garten:

Die Zitronenmelisse gehört, wie viele unserer besten Heil- und Gewürzpflanzen, zur Familie der Lippenblütler (Labiatae). Ihre Heimat ist das östliche Mittelmeergebiet. Sie ist eine ausdauernde Pflanze, die im Garten einen warmen, sonnigen oder halbschattigen Platz braucht. Der Boden sollte humos und tiefgründig locker sein. Sie wird mit Kompost oder, auf schlechten Böden, mit einem organischen Dünger versorgt. Man kann sie auch gut im Blumentopf oder Blumenkasten kultivieren.
Die frischen Blätter werden als Gewürz verwendet, die getrockneten für Tee.

Inhaltsstoffe, Wirkung, Verwendung:

Die wichtigsten Bestandteile sind ätherische Öle mit dem charakteristischen Zitronenduft. Dazu kommen etwas Gerbstoffe und Flavonoide. Sie hat eine krampflösende und beruhigende sowie antibakterielle und gegen Viren gerichtete Wirkung. Ihr Einsatzbereich bei Mensch und Tier reicht von nervösen Herzbeschwerden und nervösen Magen-Darm-Störungen über Unruhe bis zu leichten Fällen von Schlaflosigkeit. Bei diesen Indikationen wird dem Tier der Tee angeboten. Melissentee ist für alle Tiere geeignet. Ältere Tiere neigen häufig zu Herzschwäche, was sich durch

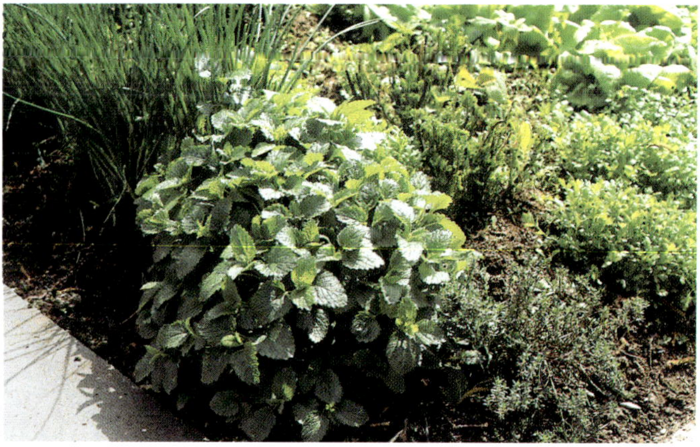

Zitronenmelisse, damit dem Tier nicht die Nerven durchgehen

„schweres Atmen", Ermüdbarkeit und in gravierenden Fällen durch Wassersucht bemerkbar macht. Hier leistet eine Teemischung aus Zitronenmelisse mit Blättern und Blüten des Weißdorns, zu gleichen Teilen gemischt, möglichst täglich getrunken, bei Tier und Mensch gute Dienste.

Zwiebel
(Allium cepa)

Botanische Informationen:

Genau wie Schnittlauch, Knoblauch und Gemüselauch gehört die Zwiebel, die es in vielen Sorten gibt, zur Familie der Liliengewächse (Liliaceae). Sie dürfte wohl in fast jedem Haushalt als Gewürz verwendet werden.

Inhaltsstoffe, Wirkung, Verwendung:

Die Zwiebel enthält neben dem charakteristisch duftenden ätherischen Öl eine Schwefelverbindung, die uns beim Schneiden „zu Tränen rührt", und eine andere Schwefelverbindung, die das Wachstum von Bakterien hemmt, weshalb die Zwiebel seit altersher zur Darmentgiftung eingesetzt wird. Ob allerdings Ihr Tier Zwiebeln mag, darf bezweifelt werden, wenn es nicht von Anfang an daran gewöhnt wurde. Häufig wird der schon erwähnte Bärlauch (s. Seite 52) lieber genommen. Er steht jedoch nur kurze Zeit im Jahr zur Verfügung. Für Tiere sollten auf jeden Fall nicht die scharfen Würzzwiebeln und auch nicht die scharfen Schalotten, sondern stets die milderen Gemüsezwiebeln eingesetzt werden. Wenn der Hund hustet oder heiser bellt, könnten Sie folgendes Rezept probieren:

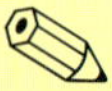

Rezept gegen Husten:

Etwa 2 gestrichene Eßlöffel einer sehr klein gehackten Zwiebel in ¼ Liter heiße Milch einrühren, ¼ Stunde ziehen lassen, absieben und mit Honig gesüßt dem Hund morgens und abends anbieten.

Gesundheitsförderndes Zusatzfutter und Kräuter als Nahrung

Nicht um das Heilen von Krankheiten geht es in diesem Kapitel, sondern um Nahrungspflanzen und um vorbeugendes Verfüttern heilkräftiger Pflanzen an die Tiere. Wer sich bemüht, seine Tiere sorgfältig zu ernähren, sollte ihnen möglichst jeden Tag Kräuter anbieten. Das fördert vorbeugend die Gesundheit und bildet die Voraussetzung dafür, daß Tiere im Krankheitsfall Kräuter überhaupt annehmen. Sind keine frischen Kräuter zu haben, werden sie in getrockneter Form, fein im Mörser zerrieben, ins Futter gemischt.

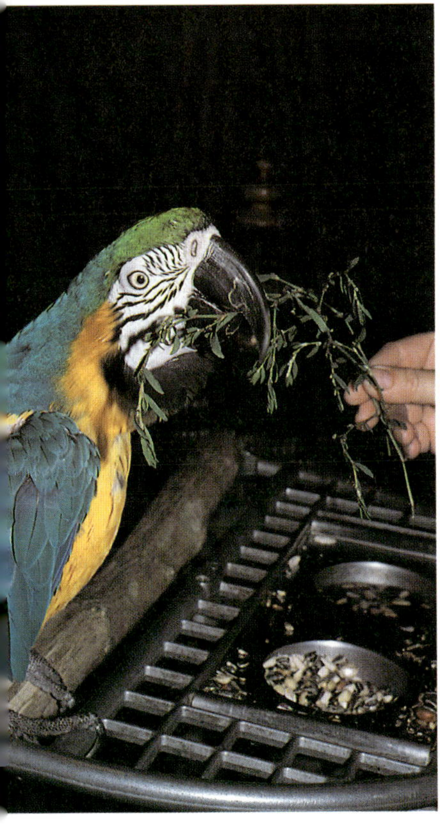

Ein Beispiel, wie wichtig es ist, Kräuter zusätzlich zu verfüttern: Vögel, die nur Körnerfutter erhalten, bekommen aufgrund von Jodmangel leicht einen Kropf, also eine Vergrößerung der Schilddrüse. Dieses Schilddrüsenproblem zeigt sich zunächst durch häufiges Gähnen, Kurzatmigkeit, Keuchen oder Erbrechen. Auch in getrockneten Kräutern bleiben die Mineralstoffe erhalten, im angegebenen Beispiel das Jod.

Allerdings sind die Übergänge zwischen Heilpflanzen und gesunden Nahrungsmitteln fließend. Bei manchen ist es klar, die gibt man bei Mensch und Tier wirklich nur im Krankheitsfall, wie etwa den Wermut. Aber wie ist es beispielsweise mit dem Apfel und der Möhre? Außer ihrem Wert als Lebensmittel kann man sie durchaus als veritable Heilmittel bezeichnen, weil sie vorbeugend und heilend bei Krankheiten eingesetzt werden und weil sie auch in Standardwerken der Phytotherapie aufgeführt sind. Beginnen wir demnach mit ihnen.

„Vom Vogelknöterich bekomme ich wunderschöne glänzende Federn."

Apfel

„An apple a day, keeps the doctor away", sagt man in England. Es mag zwar übertrieben sein, daß man mit einem Apfel pro Tag den Arzt sparen kann, aber es ist inzwischen wissenschaftlich erwiesen, daß Apfelpektin (bis 17 % der Trockenmasse) und das Pektin anderer Früchte bei Menschen Dickdarmkrebs verhindern. Pektin wird zu den Ballaststoffen gezählt, es reguliert auch die Darmtätigkeit in dem Sinne, daß flüssiger Stuhl gefestigt und harter Stuhl weicher wird. Für diese Wirkung kann der Apfel, kleingeschnitten, geraspelt oder gerieben, auch in der Tierheilkunde eingesetzt werden, und zwar bei allen Haustieren, die man normalerweise bei uns hält. Er ist so bekömmlich, daß er auch von kranken Tieren gut vertragen wird, wobei er dann seine allgemein tonisierende (= stärkende, aufbauende) Wirkung entfalten kann. Vögeln wird jeweils eine Apfelscheibe zwischen die Käfigstäbe geklemmt, das reizt zum Knabbern und sorgt auf diese Weise für Beschäftigung.
Eine Anmerkung zur Bekömmlichkeit: Menschen und in schwächerem Maße auch Tiere können auf fast alle Nahrungsmittel allergisch reagieren, in seltenen Fällen auch auf Äpfel.

Möhre, Karotte

Sie ist ebenfalls ein bekömmliches Nahrungsmittel und ein altbewährtes Heilmittel. Noch bis in die Mitte dieses Jahrhunderts wurden in der Kinderheilkunde geriebene Möhren und Möhrensaft als teilweise ausschließliche Arznei bei Spulwürmern und Madenwürmern eingesetzt. Dabei bekamen die Kinder zwei bis drei Tage lang nichts anderes als dreimal am Tag einen halben Liter Möhrensaft und rohe, geriebene Möhren, so viel sie wollten. Auch bei Haustieren ist regelmäßiges Verfüttern von Möhren zur Vorbeugung empfehlenswert:
Darmparasiten nisten sich nicht so leicht ein. Bei bereits vorliegendem Befall unterstützt die Möhre eine Entwurmungstherapie. Eines der vielen Heilmittel gegen Würmer in der bäuerlichen Volksmedizin – ob bei einem jungen Zicklein oder erwachsenem Pferd – sind Möhren als Saft oder gerieben, häufig in Kombination mit Knoblauch. Im Winter wird die Möhre, gut zerkleinert, für Enten und Gänse ins Futter gemischt. Meerschweinchen und Hamster sollten unbedingt Möhren zum Nagen erhalten. Das schafft gesunde Haut, kräftige Zähne und ein glänzendes Fell. Vögeln wird die Möhre zwischen die Käfigstäbe geklemmt. Außerdem ist Möhrensaft eine der zahlreichen Arzneien gegen Husten, vor allem bei Hunden: Die Tiere erhalten Möhrensaft mit Honig gemischt.

Kräuter als Nahrung

Dazu eine Vorbemerkung: Eigentlich ist es ja selbstverständlich, daß man Käfig und Behausung sowie Freß- und Trinknäpfe der Tiere genauso reinlich hält wie die eigene Wohnung und das eigene Geschirr. Ganz besonders gilt das beim Verfüttern von Frischkost und eben auch von frischen Pflanzen. Wird das nicht beachtet, kommt es zu Zersetzung, Schimmel und Fäulnis, was dann dem

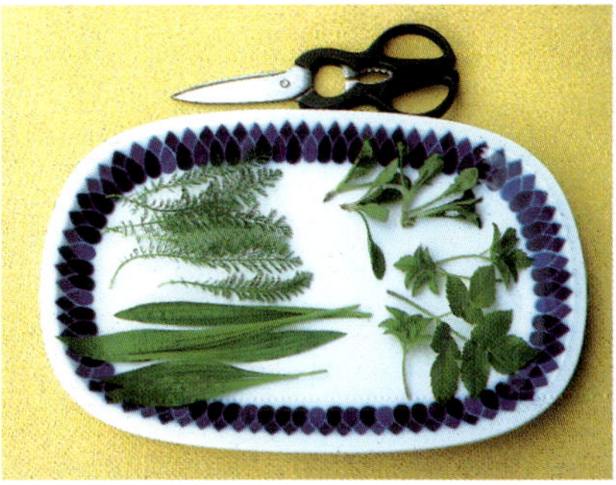

Sortiment gesundheitsfördernder Kräuter

Tier mehr schadet als nützt, wenn es diese Pflanzen dennoch frißt.
Die meisten der im folgenden vorgestellten Pflanzen sind für alle Tiere geeignet, die überhaupt frische Pflanzen aufnehmen, nämlich Schildkröten, Vögel, Kleinsäuger, Hunde und Katzen. Viele der angeführten Pflanzen werden auch traditionsgemäß auf dem Land zur Ernährung und Aufzucht der Haustiere eingesetzt. Einige der folgenden Pflanzen wurden bereits im Kapitel über die Heilpflanzen (s. Seite 21 ff.) beschrieben, wobei es jetzt mehr um den ernährungsphysiologischen Aspekt geht.

- **Anis:**

Er ist für alle Tiere geeignet. Wenn Sie ihn im Garten oder im Blumenkasten anbauen, können Sie immer wieder einige Blättchen geben. Sein Duft wirkt beruhigend und erwärmend.

- **Bärlauch:**

Seine kleingeschnittenen Blätter können im Frühling allen Tieren angeboten werden. Sie wirken entgiftend, regenerierend und verjüngend.

- **Basilikum:**

Es ist für alle Tiere geeignet. Die kleingeschnittenen Blättchen werden häufig auch von Tieren gefressen, die sonst eher wenig Grünzeug zu sich nehmen, wie etwa manche Katzen und Vögel. Sein Duft wirkt aufbauend und motivierend.

- **Brennessel:**

Die frischen Blätter sind für alle Tiere geeignet, die Grünzeug fressen. Besonders zu empfehlen für fleischverzehrende Tiere. Wichtig:
Vor dem Verfüttern werden die Brennesselblätter auf ein Brett gelegt, und mit einem Teig-Ausroller wird mehrmals über sie leicht hinweg gerollt, damit die Brennhaare abgebrochen werden.
Dann mit einem Wiegemesser zerkleinern. Auch die Brennesselsamen werden, wie bereits beschrieben (s. Seite 35), dem Futter beigemischt.
Auf dem Land bringt man bis heute der Brennessel in der Tierernährung große Wertschätzung entgegen. Für junge Enten und Gänse beispielsweise werden kleingewiegte Brennesselblätter mit hartgekochten Eiern gemischt und dann verfüttert.

- **Dill:**

Die frischen Blättchen sind für alle Tiere geeignet. Sein Duftöl wirkt erwärmend und entspannend.

- **Gänseblümchenblätter:**

Sie können frisch fast das ganze Jahr geerntet werden und sind für alle Tiere geeignet. Wegen des hohen Saponingehalts nicht überdosieren!

Gänsefingerkraut:

Es wirkt bei allen Tieren magenstärkend und regenerierend für den Darm. Wegen des hohen Gehalts an Gerb- und Bitterstoffen nicht überdosieren.

Frische Dillblättchen sind für alle Tiere zu empfehlen.

Gräser:

Sie gehören zu den Hauptnahrungsmitteln der meisten Pflanzenfresser, auch in getrockneter Form als Heu. Für fleischfressende Tiere bilden die faserreichen Gräser die wichtigsten Ballaststoffe in ihrer Ernährung. Oft wird das Gras auch gefressen, um besser brechen zu kön-

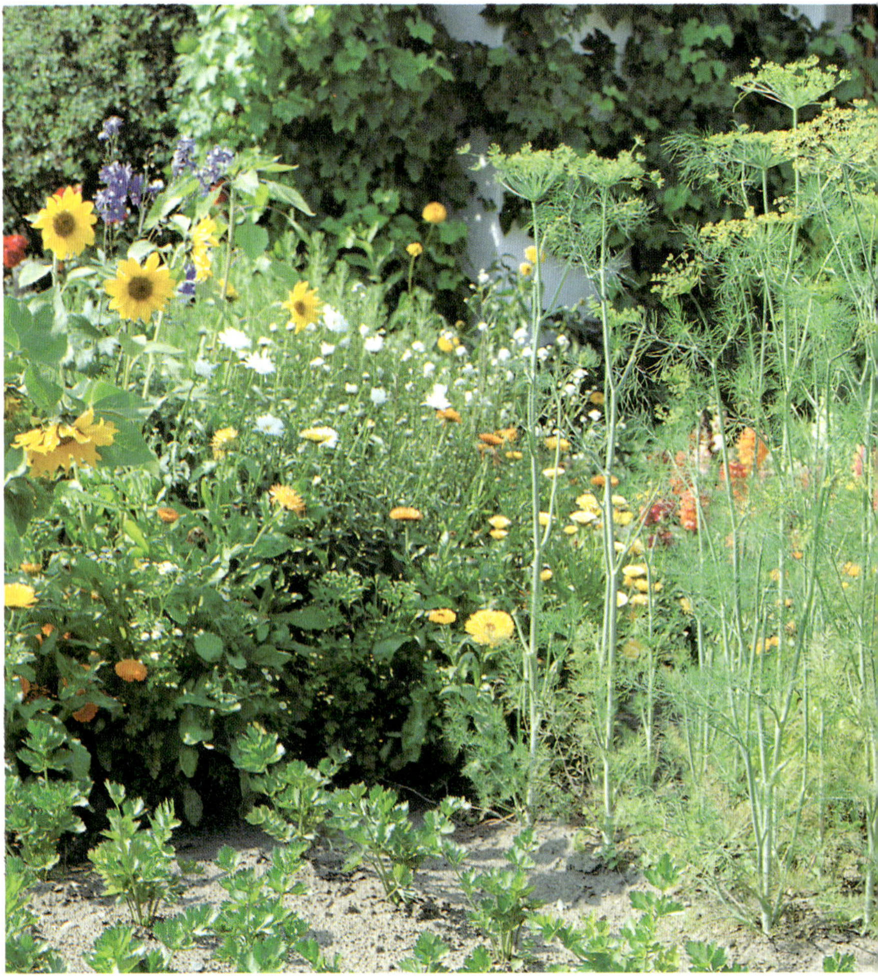

nen, was besonders bei Katzen bedeutsam ist, wenn sich durch das viele Putzen Haare im Magen angesammelt haben. Hunde und Katzen mit Auslauf versorgen sich selbst mit dem notwendigen Gras, wobei für Hunde besonders die Quecke hervorzuheben ist. Katzen halten sich meistens mehr an feinere Gräser.

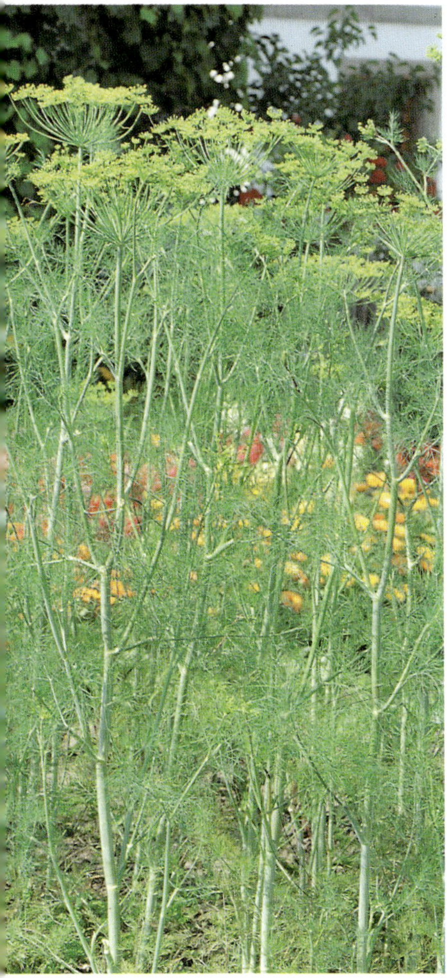

☞ VORSICHT:

Katzen haben offenbar keine fundierten botanischen Fachkenntnisse und verzehren im Frühling auch Schneeglöckchen- und Narzissenblätter oder knabbern in der Wohnung an Blättern von Frühlings-Blumensträußen, was zu schweren Vergiftungen führen kann. Sorgen Sie dafür, daß die Katze stets „Katzengras" zur Verfügung hat, das der Zoofachhandel anbietet und das man in einem Kistchen oder einer Schale keimen lassen kann.

Oftmals knabbern die Katzen nur die Spitzen der Gräser ab. Sie versorgen ihren Organismus dadurch mit dem lebenswichtigen Vitamin Folsäure, das vielfältige Aufgaben im Organismus ausübt. Folsäuremangel tritt vor allem bei Tieren auf, die überwiegend mit gekochtem Fleisch gefüttert werden. Gekeimte Grasmischungen sind auch für Hamster und Meerschweinchen geeignet und zu empfehlen.
Wenn Sie im Freien für Kleintiere und vor allem für Vögel Gräser sammeln wollen, sollten Sie bevorzugt nach dem Einjährigen Rispengras *(Poa annua)* Ausschau halten. Es wächst in niedrigen Büscheln und wird nur 3 bis 20 cm hoch. Die Blätter sind hellgrün und weich. Oft wurzelt es an den Knoten und bildet dann neue Triebe. Die Blütenrispe ist locker. Das Pflänzchen ist ein Kulturfolger des Menschen, so daß es an Wegrändern, in Pflasterfugen sowie auf Brachland häufig vorkommt. Das ganze Pflänzchen wird ohne Wurzeln mit Blättern und Rispen verfüttert.

☞ VORSICHT:

Verfüttern Sie nicht „irgendwelches Gras", wenn Sie wenig Erfahrung und geringe Artenkenntnis haben, denn es gibt auch unbekömmliche und sogar giftige Gräser (s. Seite 108).

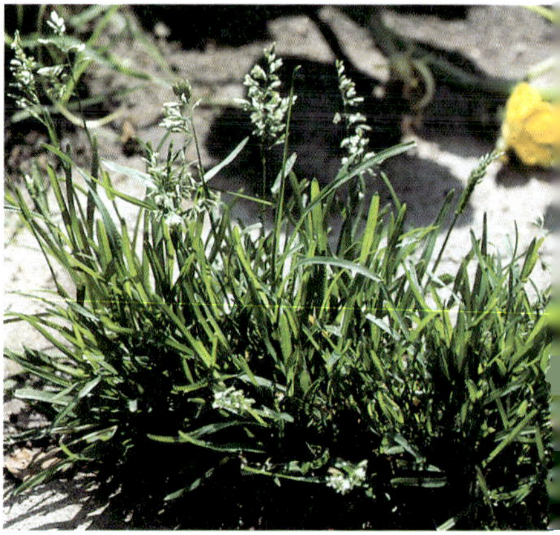

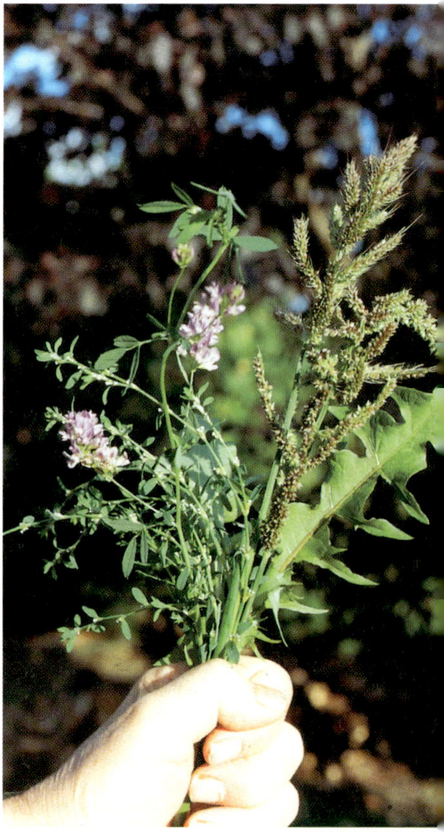

Kerbel:

Seine frischen Blättchen sind für alle Tiere geeignet. Sein ätherisches Öl hat erwärmende, erfrischende Wirkung.

Knoblauch:

Er ist vor allem für Hunde zu empfehlen und auch für Katzen, vorausgesetzt sie nehmen ihn an. Je nach Größe des Tieres werden wöchentlich ½ bis 2 Zehen zerquetscht ins Futter gegeben.

Kleearten:

Einige Kleearten sind als nahrhaftes, eiweißreiches, saftiges Futter besonders für Vögel und Kleinsäuger zu empfehlen. Aber bedenken Sie: Klee gehört zur Familie der Leguminosen, wie z.B. auch Bohnen und Linsen, und die Pflanzen aus dieser Familie wirken blähend. Das gilt ebenso für den Klee. In der Landwirtschaft ist bekannt, daß Tiere, die viel Klee fressen, unter Umständen lebensbedrohliche Blähungen bekommen. Weißklee *(Trifolium repens)* wächst in fast jedem Gartenrasen und in vielen Wiesen. Seine Blättchen werden verfüttert und können meistens sogar im Winter gesammelt werden.

Oben: einjähriges Rispengras
Unten: Luzerne, Hirse, Vogelknöterich

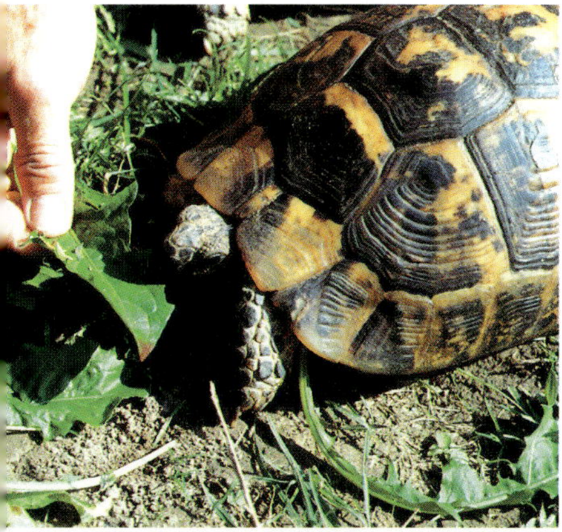

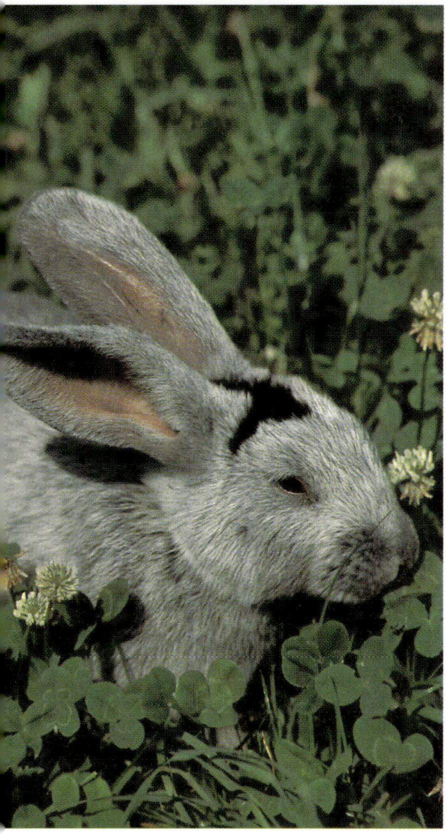

Oben: Die Schildkröte freut sich über Löwenzahn.

Unten: Ein Schlaraffenland für Kaninchen ist der Kleerasen.

Ebenso empfehlenswert ist der Rote Wiesenklee *(Trifolium pratense)*, der in Wiesen, aber häufig auch an Böschungen wächst und als wertvolle Futterpflanze angebaut wird.
Eine weitere empfehlenswerte Kleeart ist der Hopfenklee *(Medicago lupulina)*, ein kriechendes, ausgebreitet wachsendes Pflänzchen mit kleinen, runden, gelben Blütenständen. Er wächst an Wegrändern und im Kalk-Magerrasen. Manche Vogelbesitzer verfüttern ihn mitsamt den Würzelchen, die besonders nahrhaft und eiweißhaltig sind. Hopfenklee gehört zur selben Gattung wie die Luzerne *(Medicago sativa)*, die als Futterpflanze angebaut wird und deren Blättchen ebenfalls verfüttert werden können (s. a. unter dem Stichwort „Keimlinge").

Kresse:

Sie gehört zu den rasch keimenden und rasch wachsenden Kräutern. Kresse ist ernährungsphysiologisch sehr wertvoll, aber ihre scharfen Senfölglykoside mag nicht jedes Tier. Ausprobieren, aber nicht überdosieren.

Kümmelblättchen:

Sie sind für alle Tiere geeignet, die Grünzeug fressen, auch für kleine Vögel, die zum Beispiel Kümmelfrüchte nicht vertragen.

Löwenzahn:

Seine Blätter sind für alle Säugetiere, Vögel und besonders auch für Schildkrö-

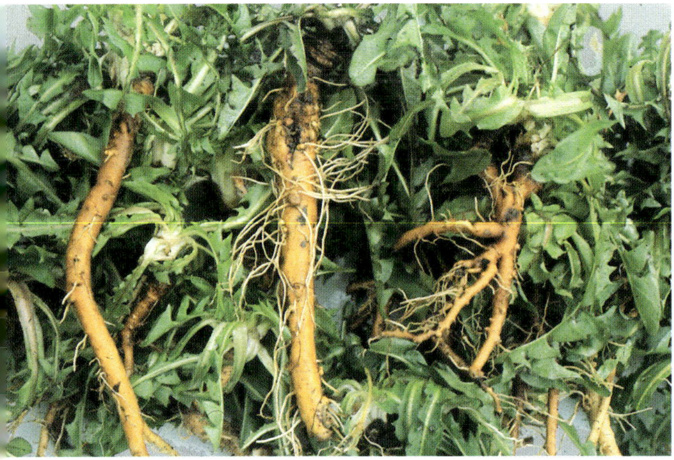

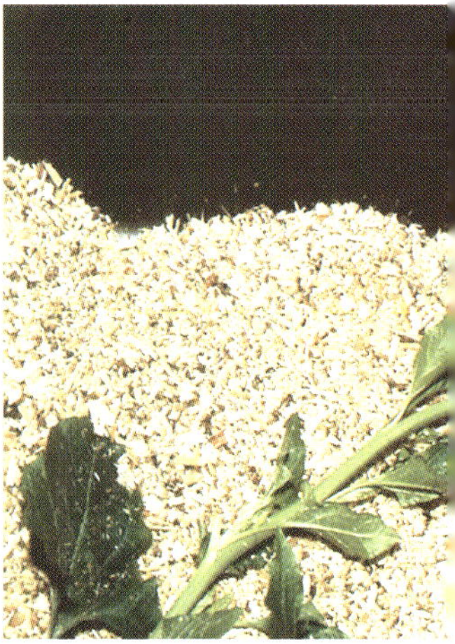

Links: nahrhafte Löwenzahnwurzeln
Mitte: Hamster mit Gutem Heinrich
Rechts: schmackhafte Gartenmelde

ten als gesundes, saftiges Futter geeignet. Tiere, die von Natur aus wenig trinken, sollten häufig solche wasserreichen Blätter erhalten.

Melden und Spinat:

Sie werden hier zusammengefaßt, weil sie botanisch miteinander verwandt sind und in gleicher Weise eingesetzt werden können. Wenn Sie sich botanisch ein wenig auskennen und eventuell im Umgang mit einem Bestimmungsbuch Erfahrung haben, können Sie die Blätter einiger Melden- und Gänsefußarten sammeln und den Tieren als saftiges, mineralstoffreiches Grünfutter geben. Ungenießbare Melden haben beim Zerreiben einen höchst unangenehmen Geruch. Melden sind geeignet für alle Tiere, die Grünzeug fressen, also für Hunde, Katzen, Kaninchen, Kleinsäuger, Vögel und Schildkröten. Vögeln kann man die Pflanzen samt den Samenständen geben. Melden sind mit dem Spinat verwandt, der bekanntlich auch verfüttert werden kann.

Die Gartenmelde *(Atriplex hortensis)* wird bis heute als Gemüsepflanze angebaut und wächst verwildert in Sandgruben oder auf Brachland. Der Samen ist im Fachhandel erhältlich, allerdings nicht überall. Es lohnt sich, für Tiere einige Pflanzen heranzuziehen, zumal die Gartenmelde auch auf schlechten Böden gut wächst.

In Höfen und an Zäunen ländlicher Gebiete wächst gelegentlich der Gute Heinrich *(Chenopodium bonus-henricus)*, wobei man schon vom Namen her erkennen kann, daß man diesem Wildgemüse früher große Wertschätzung entgegen brachte. Man verwendet den Guten Heinrich in manchen Gegenden noch heute als Gemüsepflanze, beispielsweise in Griechenland, wo die Pflanze „Wilder Spinat" heißt. Der Gute Heinrich wird 40 bis 60 cm hoch, die großen, dunkelgrünen dreieckigen Blät-

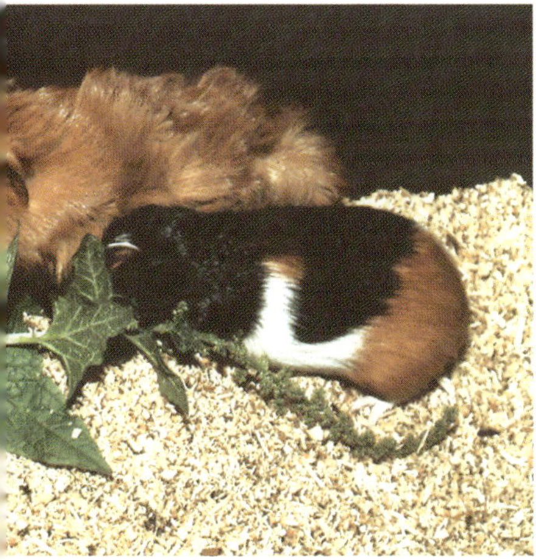

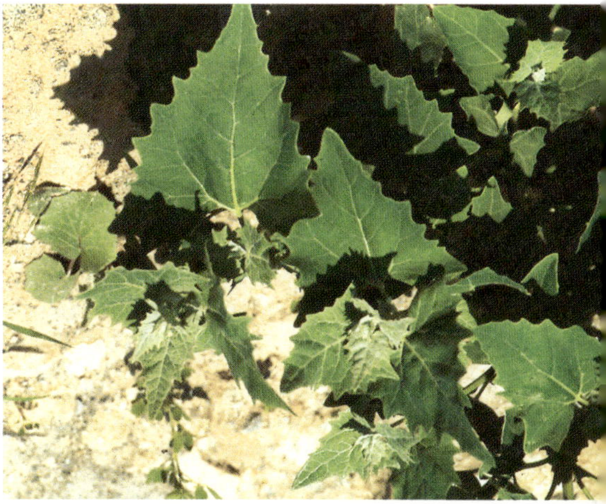

ter sind im jungen Zustand mehlig bestäubt. Die grünen Blütchen stehen in langen, verzweigten Scheinähren.

Petersilie:

Es soll Katzen geben, die sich für Petersilie im Futter begeistern, aber die Regel ist das nicht, übrigens auch nicht beim Hund. Aber versuchen sollte man es immer wieder, einige Blättchen Petersilie zur Anregung der Nieren ins Futter zu geben. Petersiliensamen sollte man nicht verfüttern, denn er ist für kleine und auch für trächtige Tiere ausgesprochen giftig.

Salat:

Regelmäßiges Füttern mit Kopfsalatblättern ist vor allem für Hamster, Meerschweinchen und Schildkröten wichtig, weil Salat sehr saftig ist und die eben genannten Tiere nicht viel trinken. Häufig werden auch andere Salatarten, vor allem Chikoree, gerne genommen.

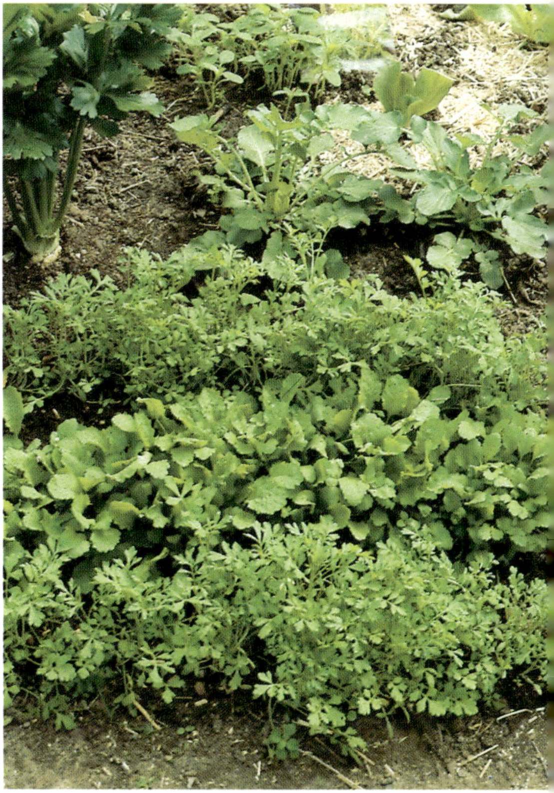

Zwei verschiedene Kressesorten und Barbarakraut: verdauungsfördernd

Wenn Salat an Tiere verfüttert wird, ist besonderes Augenmerk darauf zu richten, daß die Pflanzen nicht überdüngt sind und nicht mit Pflanzenschutzmitteln behandelt wurden.

Schafgarbe:

Die Blättchen werden als gesundes, mineralstoffreiches Futter für alle Säugetiere und Vögel sowie auch für Schildkröten eingesetzt. Auf dem Land werden junge Schafgarbenblättchen bei der Aufzucht von Jungtieren verschiedener Arten ins Futter gemischt.

> ☞ **VORSICHT:**
>
> *Nicht an trächtige Tiere verfüttern!*

Spitzwegerich:

Seine Blätter sind für alle Tiere geeignet und sehr zu empfehlen. Sie sind besonders saftig, was für solche Kleintiere wichtig ist, die wenig oder womöglich nichts trinken. Zu bedenken ist, daß er auch ein hochwirksames Medikament ist, so daß man ihn nicht tagaus, tagein als alleiniges Grünfutter geben sollte.

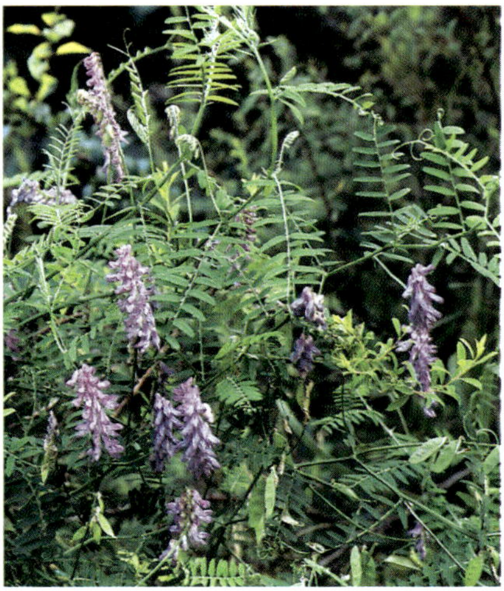

Die Vogelwicke ist sehr eiweißreich.

Vogelknöterich:

Das Pflänzchen ist für alle Tiere geeignet. Weil der Vogelknöterich ziemlich harte Stengel hat, muß man ihn eventuell zerschneiden oder fein wiegen. Durch seinen Kieselsäuregehalt erzeugt er bei Säugetieren ein glänzendes Fell, bei Vögeln ein schönes Federkleid und bei Schildkröten sorgt er für gesunde Haut und einen kräftigen Panzer.

Vogelmiere:

Das zarte Pflänzchen ist mit Stengeln, Blättern, Blütchen und Samen für Vögel prädestiniert, kann aber auch anderen Tieren gegeben werden. Die Vogelmiere kann praktisch rund ums Jahr geerntet werden.

Vogelwicke *(Vicia cracca)*:

Der Name sagt es, sie ist besonders als Futterpflanze für Vögel geeignet. Die Vogelwicke ist eine ausdauernde Staude, die auf Wiesen und Weiden, an Heckensäumen und Zäunen wächst. Wenn man Käfigvögel hält, lohnt es sich, die Pflanze zu sammeln oder sie im Garten am Zaun oder am Heckenrand anzusiedeln. Ihre Blätter bestehen aus 12 bis 20 Paaren von Fiederblättchen. Am Ende jedes Blattes steht eine Ranke. Die violetten Blüten sind in einer dichten Traube angeordnet. Die ganze Pflanze kann verfüttert werden. Sie ist, genau wie alle Leguminosen, eiweißreich und nahrhaft.

Samen, Beeren, Keimlinge, Zweige

Dieses Kapitel richtet sich vor allem an Besitzer und Halter von Vögeln und zum Teil auch von Kleinsäugern. Für Hund und Katze sind von den in der Überschrift genannten Spezialitäten nur die Keimlinge relevant.

Nahrhafte Samen verschiedener Pflanzen

Das im Handel angebotene Grundfutter für Vögel besteht zum größten Teil aus gut ausgereiften, getrockneten Samen. Nur diese Samen und Früchte sind lagerfähig, ohne zu verderben. Aber die meisten Vögel – selbst solche, die ziemlich einseitige Nahrungsspezialisten sind – ernähren sich in der Natur auch noch von verschiedenen anderen Dingen. Das sind häufig Kräuter, Gräser, Knospen, Beeren, junge Baumtriebe und Baumrinde. Das gilt auch für solche Vögel, die sich hauptsächlich von Insekten, Larven und sonstigen Kleintieren ernähren. Umgekehrt naschen fast alle Pflanzenfresser in der Natur auch hin und wieder einige Insekten, Larven oder Würmchen.
Ernährungsphysiologisch ganz besonders wertvoll für Vögel sind halbreife Samen. Sehr gut eignet sich das Hirtentäschelkraut (s. Seite 43) mit seinen dreieckigen Schötchen, Hopfenklee mit seinen schneckenförmigen Früchten und die Vogelwicke (s. Seite 90), deren junge, bohnenförmige Früchte gerne verzehrt werden. Die drei eben genannten Pflanzen bietet man im ganzen an, beispielsweise zusammen mit einigen Löwenzahn-, Schafgarben- oder Spitzwegerichblättchen oder mit einem Vogelmieren- oder Vogelknöterichpflänzchen. Ein solches Futtersträußchen befestigt man am besten mit einer Wäscheklammer an den Käfigstäben.
Sehr zu empfehlen sind auch die jungen Fruchtstände mancher Gräser. Das Einjährige Rispengras (s. Seite 86) wurde schon genannt. Das ganze Pflänzchen wird mit Blättchen und jungen Samenrispen verfüttert. Auch andere Rispengräser (Gattung *Poa*), Trespen (Gattung *Bromus*) und die Fruchtstände der Quecke (Gattung *Agropyron*) können gefüttert werden.
Wenn Sie einen Garten haben, ist es ideal, etwas Vogelfutter auszusäen; aber es funktioniert auch leidlich in einer Blumenschale, wenn man nicht zu dicht sät. Ganz gewiß geht die gut einen Meter hoch werdende Hühnerhirse *(Echinochloa crus-galli)* auf, außerdem meistens die Echte Hirse *(Panicum miliaceum)*. Diese Hirsen sind sehr ertragreich, und Sie können den ganzen Sommer bis spät in den Herbst junge Rispen sammeln. Hirse sorgt dann auch eifrig für weitere Selbstaussaat, so daß Ihr Garten bald ein Hirsefeld wird, wenn Sie nicht sehr entschlossen immer wieder jäten.
Theoretisch könnten Sie noch eine

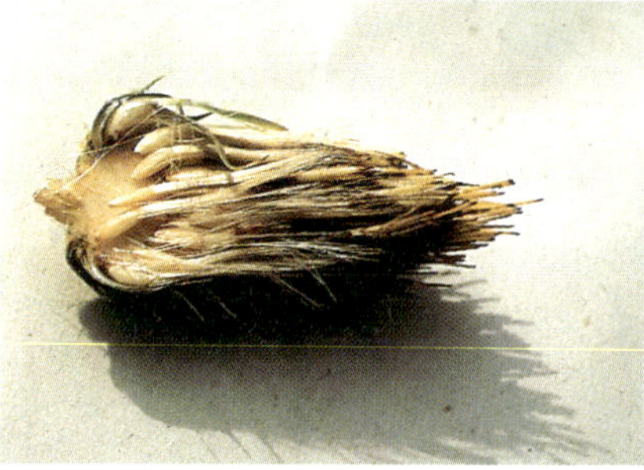

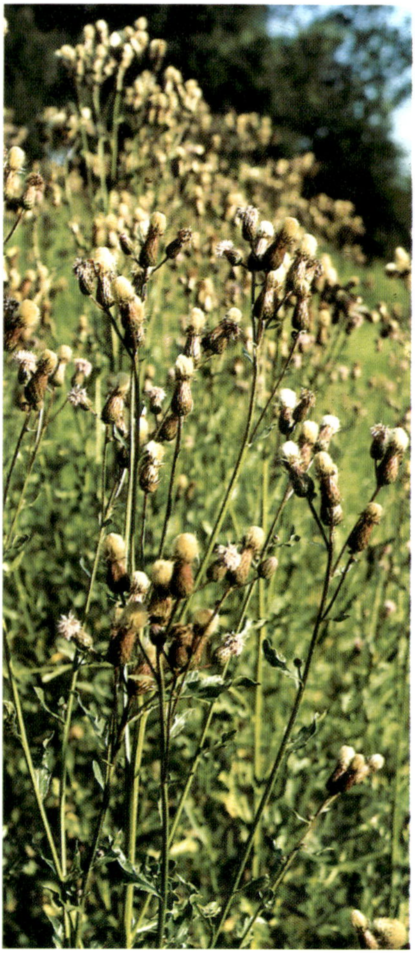

ganze Reihe anderer Gräser nehmen, falls Sie die nötige Artenkenntnis haben. Aber nicht viele Gräser haben wirklich nahrhafte Samen, denn bei den meisten sind die Körner sehr klein, bei manchen fallen sie sehr bald aus und bei manchen haben die Spelzen sehr scharfe Grannen. Einige wenige Gräser sind ausgesprochen giftig (s. Seite 108).
Von Vogelfreunden werden auch die Fruchtstände des Breitwegerichs (s. Seite 69) sehr empfohlen. Manche Tierärzte berichten jedoch, daß nach dem Verfüttern größerer Mengen von Breitwegerichsamen Gesundheitsstörungen auftreten können. Also nicht zuviel geben und nicht täglich!
Ganz besonders nahrhaft und gesundheitsfördernd sind die Früchte vieler Korbblütler. Das beginnt im zeitigen Frühling mit den Früchtchen des Huflattichs *(Tussilago farfara)*, dann kommen Löwenzahn und verschiedene Gänsedisteln *(Sonchus oleraceus, Sonchus asper, Sonchus arvensis)* und, ganz besonders ergiebig und nahrhaft, die Ackerdistel *(Cirsium arvense)* sowie die Kohldistel *(Cirsium oleraceum)*. Empfehlenswert ist es, die Fruchtstände im geschlossenen Zustand zu ernten, also beispielsweise bei etwas feuchterem, kühlem Wetter oder am frühen Morgen, ehe sie sich öffnen. Schneiden Sie am besten den Haarschopf des Fruchtstandes mit einer scharfen Schere oben ab, sonst

Ackerkratzdisteln stellen nicht nur ein Ärgernis dar, ihre halbreifen Samen sind nahrhaft.

▷ Unversehens kommt man zu Hühnerhirse, wenn man Vogelfutter zwischen die Blumen streut.

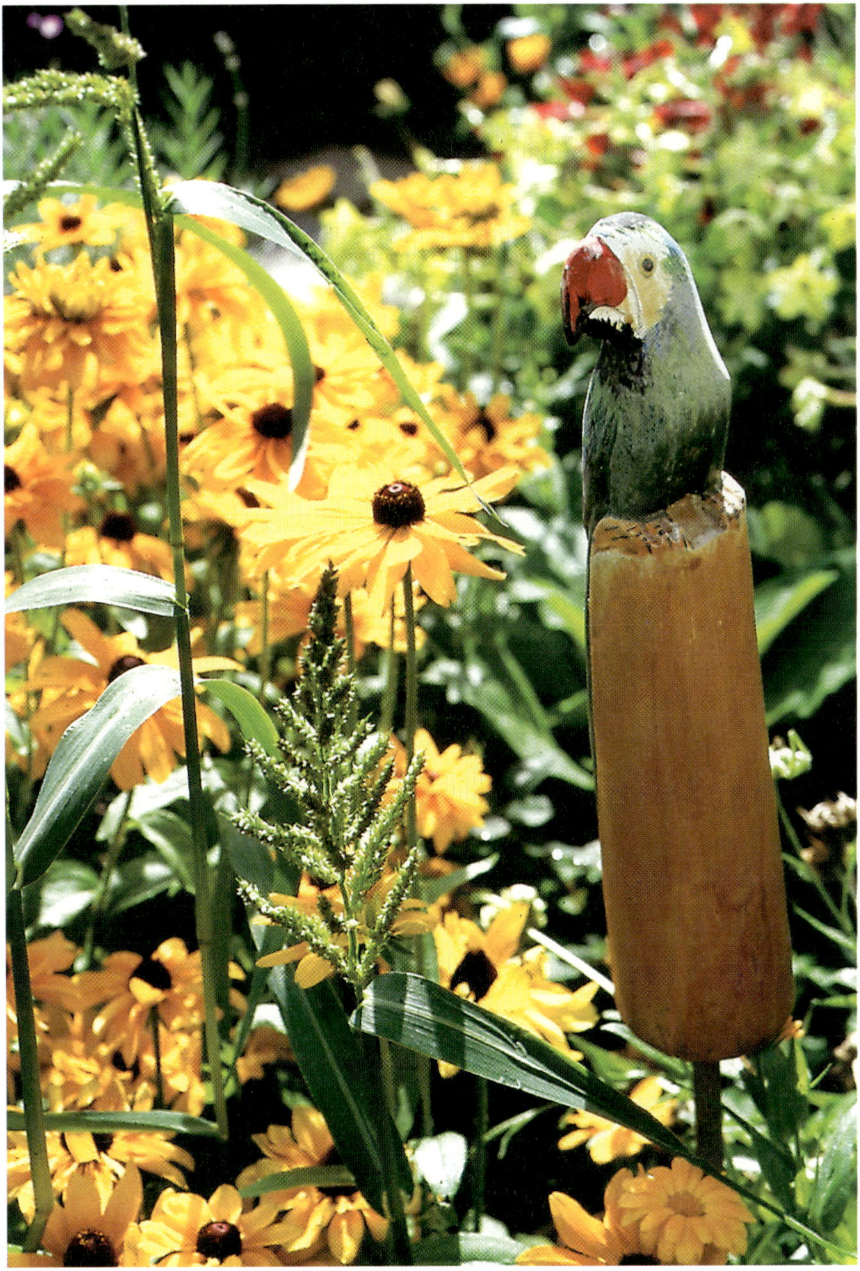

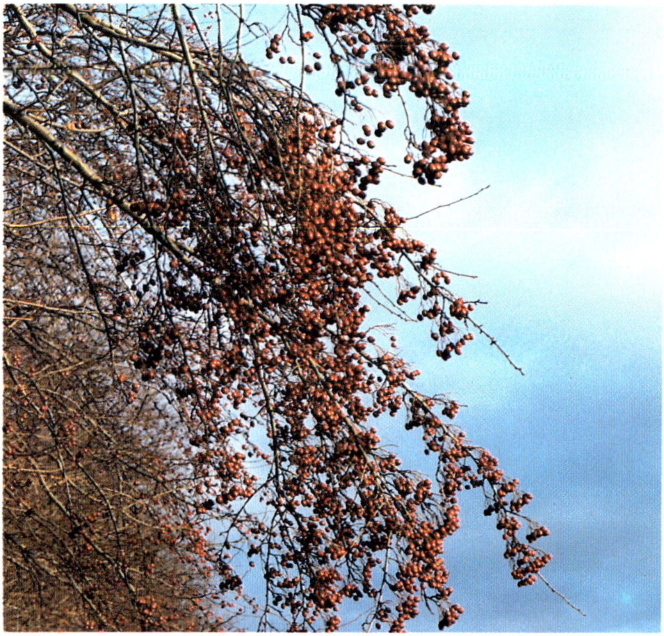

Weißdornfrüchte stärken das Herz.

▷ **Traubenkirsche (oben), sehr nahrhaft für zahme und wildlebende Vögel**

▷ **Kirschlorbeer (unten) mit saftigen Beeren. Aber Vorsicht, die Blätter sind giftig!**

haben Sie bald überall im Zimmer Sternchen, Schirmchen und Fäserchen aus weicher Baumwolle. Die Fruchtstände werden dann der Länge nach mit dem Messer gespalten und den Vögeln zum Futter gelegt.

Bunte Beeren zum Naschen

Beeren hat die Natur so auffällig und farbig entworfen, daß sie Vögel ansprechen und zum Verzehr einladen. Manche Beeren, die für uns und eventuell andere Säugetiere giftig oder unbekömmlich sind, vertragen Vögel mit ihrem raschen Stoffwechsel sehr gut. Typisches Beispiel sind die Holunderbeeren, die, roh gegessen, auf Menschen als Brechmittel wirken, während sie für Vögel bestens geeignet sind. Die Samen in den Beeren werden im allgemeinen unverdaut ausgeschieden, wodurch in der Landschaft die schönen Heckenstreifen entstanden sind und auch im Garten so mancher Baum oder Strauch aufgeht, den die Vögel gleich mit der passenden Startdüngung „angesät" haben.
Andererseits ist nicht jede Art von Beeren für jeden Vogel geeignet, sondern unter den Vögeln gibt es bestimmte Spezialisten, die nur ganz bestimmte Beeren fressen und vertragen. In solchen Fällen ist Experimentieren nicht zu empfehlen, sondern man richtet sich nach der einschlägigen Literatur oder dem Rat eines Tierarztes. Wenn Sie Ihren Vögeln Beeren geben wollen, sollten Sie natürlich nicht unbedingt die größten Beeren an

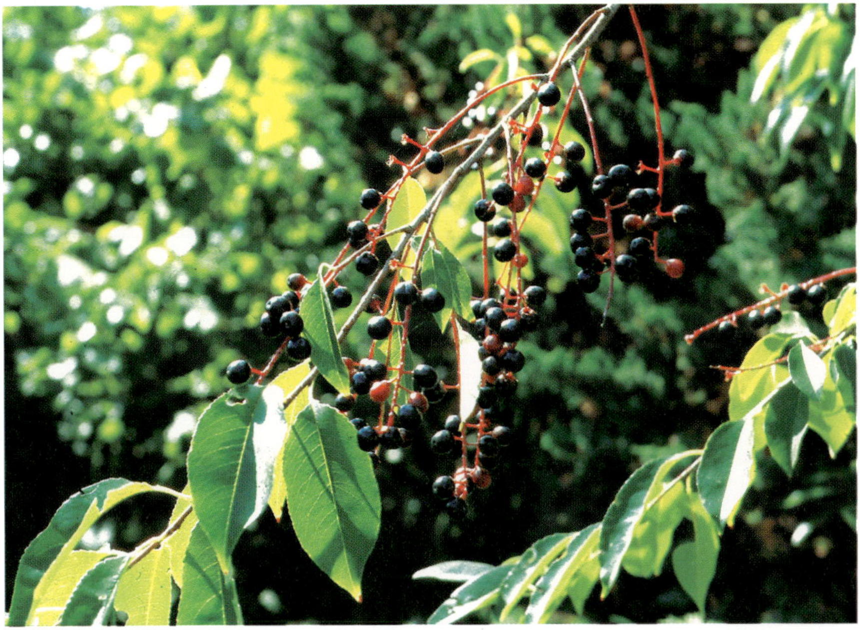

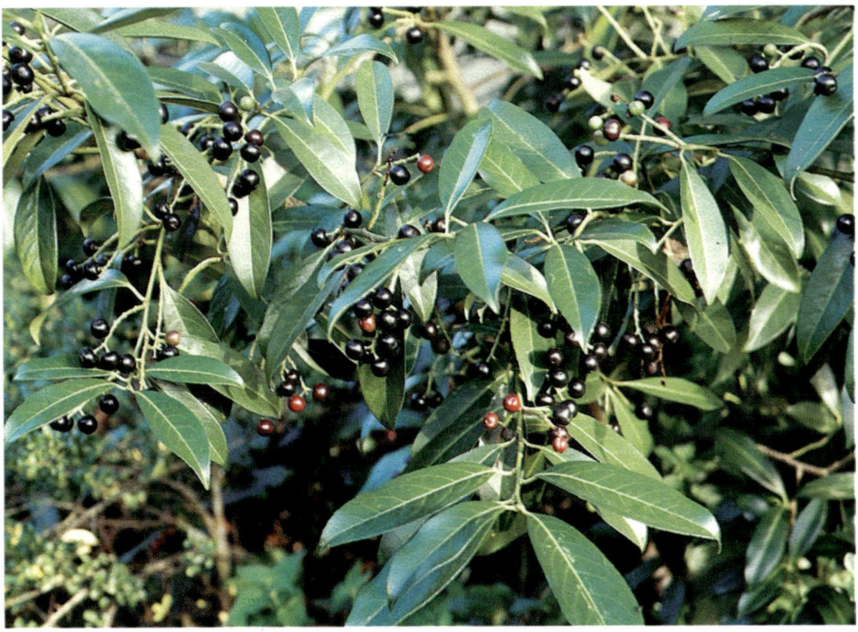

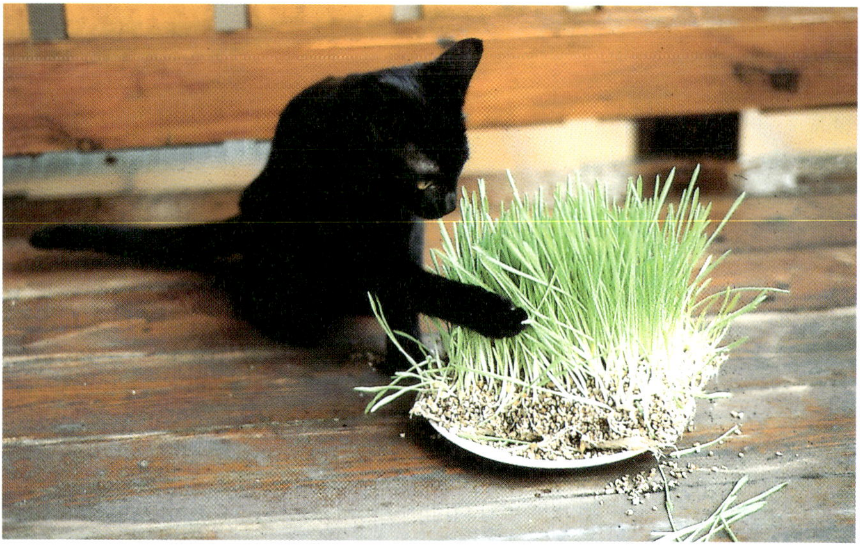

Katzengras zum Spielen und Knabbern

die kleinsten Vögel verfüttern. Auch bei den Beeren sollte jede Einseitigkeit und Eintönigkeit über einen längeren Zeitraum vermieden werden.
Gut für Vögel geeignet ist das Beerenobst aus dem Garten, wie etwa Johannisbeeren, Erdbeeren und Brombeeren. Dazu kommen Beeren aus der Hecke, also Holunder, Weißdorn, Schlehen, Liguster, Schneeball und selbstverständlich die Vogelbeeren. Eigene Beobachtung: Wildlebende Vögel im Garten verzehren mit großer Hingabe die Beeren einiger Ziergehölze. Zu nennen wären vor allem die schwarzen Beeren des Kirschlorbeer *(Prunus laurocerasus)* und der Traubenkirsche *(Prunus padus)*, beides Rosengewächse. Diese Beeren dürften demnach auch für die meisten Käfigvögel geeignet sein.
Eine wichtige Bemerkung zu den Beeren: Sie sind ein sehr wertvolles, saftiges, pektinreiches, zuckerhaltiges Zusatzfutter, aber sie ersetzen nicht das Grundfutter. Beeren enthalten kaum Eiweiß und so gut wie kein Fett. Beides ist aber für den Aufbau- und Betriebsstoffwechsel der Vögel unerläßlich.

Keimlinge – wichtige Vitaminspender

Keimlinge können mit oder ohne Erde gezogen werden. Katzengras zum Beispiel wird im allgemeinen in Erde ausgesät. Ebenso kann man mit Hafer oder

▷ **Fettreiche Eschenfrüchte sind besonders bei Papageien beliebt, auch ein Zweig ist zu empfehlen.**

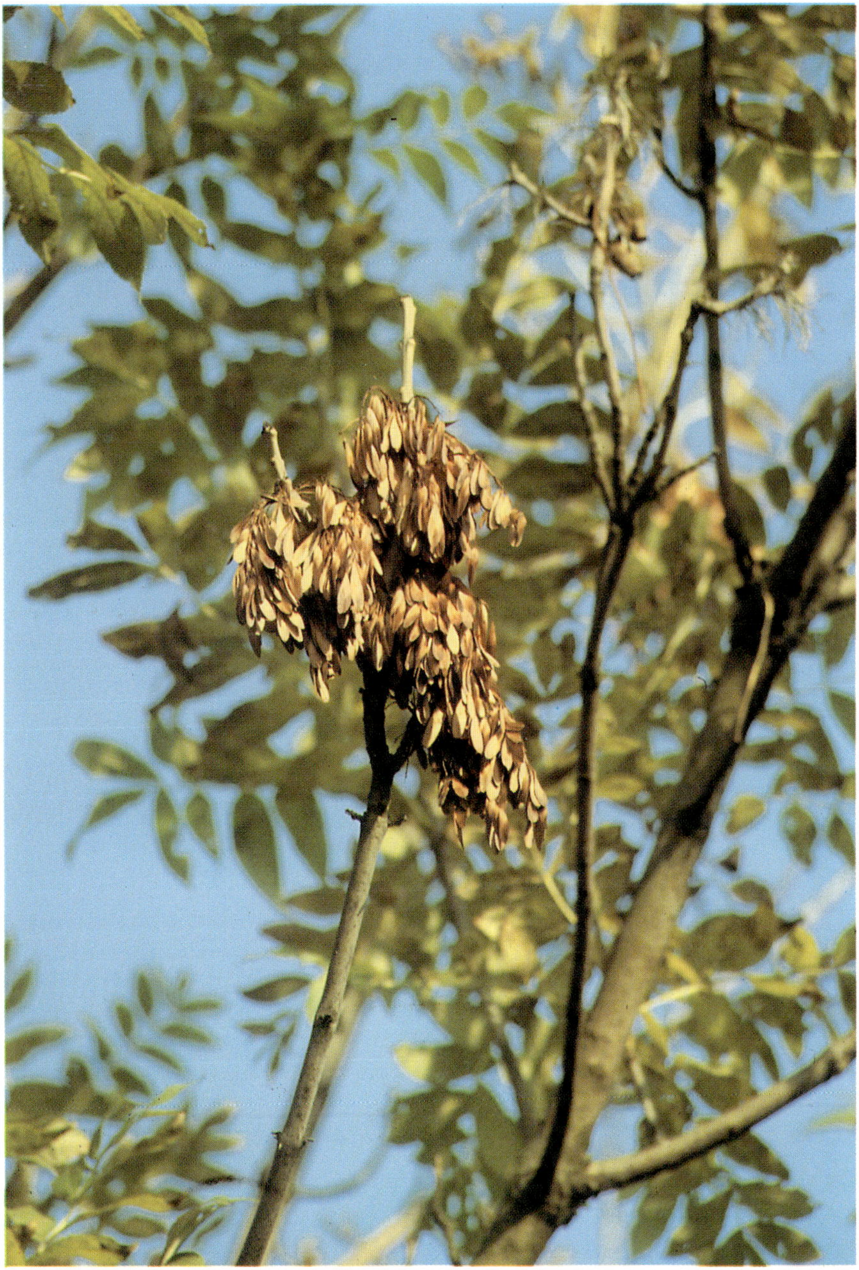

Weizen verfahren. Hafer ist für die menschliche Vollwerternährung als sogenannter Nackthafer im Handel. Die Körner sind im allgemeinen keimfähig. Bei Hirse eignet sich Vogelfutter-Hirse besser zum Keimenlassen als die normale Speisehirse.
Bei einer anderen Methode, Keime anzusetzen, werden die Samen einige Stunden lang eingeweicht und dann mit Wasser abgespült. Man läßt sie auf einem Sieb abtropfen und breitet sie auf einem Teller mit nassem, saugfähigem Papier (z.B. von der Küchenrolle) aus. Selbstverständlich ist auch ein Keimapparat zu empfehlen. Sobald die Samen Stengelchen und Blättchen treiben, können sie verfüttert werden. Vorsicht: Keimlinge verderben rasch, und es bildet sich dann gefährlicher Schimmel.
Diese Methode des Keimenlassens eignet sich für die bisher beschriebenen Gras- und Getreidearten, aber auch für einige Hülsenfrüchte, wie etwa Linsen oder Mungbohnen, die manche Tiere gerne fressen. Empfehlenswert ist auch Alfalfa. Das sind Samen der Luzerne, einer beliebten Futterpflanze. Wenn Keimlinge von Linsen, Mungbohnen und Alfalfa in größerer Menge verzehrt werden, können sie blähend wirken. Also sparsam einsetzen und eventuell blanchieren.
Anmerkung: Für die menschliche Vollwerternährung erntet man die Keimlinge meistens schon nach wenigen Tagen. Im allgemeinen stellt man sie dunkel, damit sie nicht grün werden. Für die Ernährung der Tiere ist das Grünwerden durchaus erwünscht, so daß die Keimgefäße deshalb ans Fenster gestellt werden sollten.

Zweige zum Zupfen und Knabbern

Für Vögel, aber auch für Hamster und Meerschweinchen, ist das Knabbern an Zweigen wichtig. Die Zweige sollten etwa fingerdick sein, im Sommer mit einigen Blättern, im Winter ohne Blätter. Sehr gerne wird an Obstbaumzweigen geknabbert oder genagt. Vor allem Finkenvögel zupfen gerne die Knospen dieser Bäume ab. Aber Vorsicht: Auf keinen Fall Zweige von gespritzten Bäumen anbieten! Papageien scheinen Eschenzweige, im Herbst möglichst mit Früchten, besonders gerne zu mögen. Gut eignen sich auch Eichen-, Linden-, Buchen- und Holunderzweige. Im Winter kann man auch ab und zu Zweige von Föhren, Fichten oder Wacholdern geben, letztere möglichst mit Beeren, aber auf keinen Fall die Eibe, deren rote Beeren für Vögel zwar genießbar sind, deren dunkelgrüne Zweige und Nadeln aber hochgiftig sind.
Beachten Sie: Das Anbieten von Ästen geschieht nicht nur, um dem Tier Unterhaltung zu verschaffen. In der Natur bearbeiten die Vögel häufig harte Materialien, wie etwa Holz oder Stein, mit dem Schnabel und den Krallen. Unterbleibt dies bei Käfigvögeln, dann kommt es leicht zum Weiterwachsen einer Schnabelhälfte oder auch beider Hälften, was zu Fehlbildungen des Schnabels führen kann, die meistens nicht mehr zu regulieren sind. Auch die Krallen muß der Vogel abschleifen können. Hornige Wucherungen an den Füßen sollte der Vogel gleich im Frühstadium an einem harten, rauhen Ast abreiben können.

Pflanzen, die für Tiere nicht verwendet werden dürfen

„Schon vor allem die Dosis macht's, ob ein Stoff heilsam ist oder ein Gift", sagte Paracelsus. Deshalb kann man, richtig dosiert, aus den allergiftigsten Pflanzen segensreiche Medikamente oder homöopathische Heilmittel herstellen. Auch zwischen Tier und Mensch gibt es Unterschiede. Manches, was ein Tier verträgt, wirkt auf Menschen giftig; aber auch umgekehrt: nicht alles, was der Mensch essen kann, ist für alle Tiere bekömmlich.

Gift – ein relativer Begriff

Und verlassen Sie sich, was Giftpflanzen anbelangt, keinesfalls auf den sogenannten Instinkt der Tiere. In freier Wildbahn fressen Tiere in der Regel das, was ihnen zuträglich ist, aber ganz sicher gibt es auch schwerwiegende tödliche Unfälle mit Giftpflanzen, nur das erfahren wir meistens nicht. Mit Sicherheit lernen auch wildlebende Jungtiere in irgendeiner Form von ihren Eltern, was man essen darf und was nicht. Bei uns Menschen muß man es den Kindern mit gehörigem Nachdruck beibringen. Bei Haustieren können Sie das nicht, sondern Sie müssen konsequent aus dem Weg räumen, was unbekömmlich ist, oder Sie müssen das Tier davon fernhalten. Aber was ist, wenn das Tier frei umherläuft? Im Hochsommer wird kein Hund oder keine Katze in einem artenreichen Garten Blätter des Fingerhuts oder des Oleanders verzehren, wenn in Fülle andere Gräser und Kräuter angeboten sind. Aber im Vorfrühling, wenn Grünzeug noch rar ist, vergiften sich Katzen doch häufig an Schneeglöckchen-, Narzissen- und Hyazinthenblättern. Außerdem wird ein Tier möglicherweise manches, was es in der Natur nicht freiwillig fressen würde, dann verzehren, wenn Sie es ihm, eventuell aus Versehen, mit dem Futter zusammen anbieten.

Ein weiterer Aspekt: Man hört oft die Meinung, daß vieles, was für uns giftig ist, für Tiere bekömmlich sei. Das gilt nur mit erheblicher Einschränkung. Je ähnlicher ein Tier in seiner Physiologie uns Menschen ist, je ähnlicher vor allem seine Verdauungsenzyme sind, desto ähnlicher ist auch die Reaktion auf Gifte. Vögel mit ihrem raschen Stoffwechsel vertragen manches, was für unseren Organismus und den anderer Säugetiere nicht akzeptabel ist.

Relativ giftige und relativ ungiftige Beeren

Unbekömmlich für Menschen sind beispielsweise größere Mengen an rohen Holunderbeeren oder rohen Vogelbee-

ren. Noch einmal das Beispiel Holunder: Roher Schwarzer Holunder ist zwar, wie eben ausgeführt, für Menschen nicht gerade giftig, aber doch unbekömmlich. Roter Holunder *(Sambucus racemosa)*, auch Traubenholunder genannt, kann hingegen durchaus zu Vergiftungserscheinungen (Übelkeit, Brechreiz) führen, wenn nicht die giftigen Samenkörnchen, beispielsweise zur Saft- oder Geleebereitung, entfernt werden. Das ist ähnlich wie bei den Beerenfrüchten der Eibe, bei der aber wohl niemand auf die Idee kommt, aus ihnen Gelee herzustellen. Bei manchen Beerenarten ist es schwierig, exakte Aussagen zu machen, beispielsweise beim Liguster, der häufig als Gartenhecke gepflanzt wird, aber auf wärmeren Standorten auch wildwachsend vorkommt. Zum Verfüttern an Vögel wurde er empfohlen (s. Seite 96). Was den Menschen betrifft, so kann man der Fachliteratur entnehmen, sei der Verzehr von Ligusterbeeren völlig ungefährlich, aber andere Quellen berichten sogar von Todesfällen. Das ist genauso wie beim Zwergholunder oder Attich *(Sambucus ebulus)*, einer dritten einheimischen Holunderart, die vor allem auf Halden und Böschungen mit kalkhaltigem Boden wächst und im Volksmund mancherorts sogar „Giftholunder" heißt.
Was Sie auf keinen Fall verfüttern sollten, sind Früchte wildwachsender Nachtschattengewächse, also Tollkirsche *(Atropa bella-donna)* und Bitter-

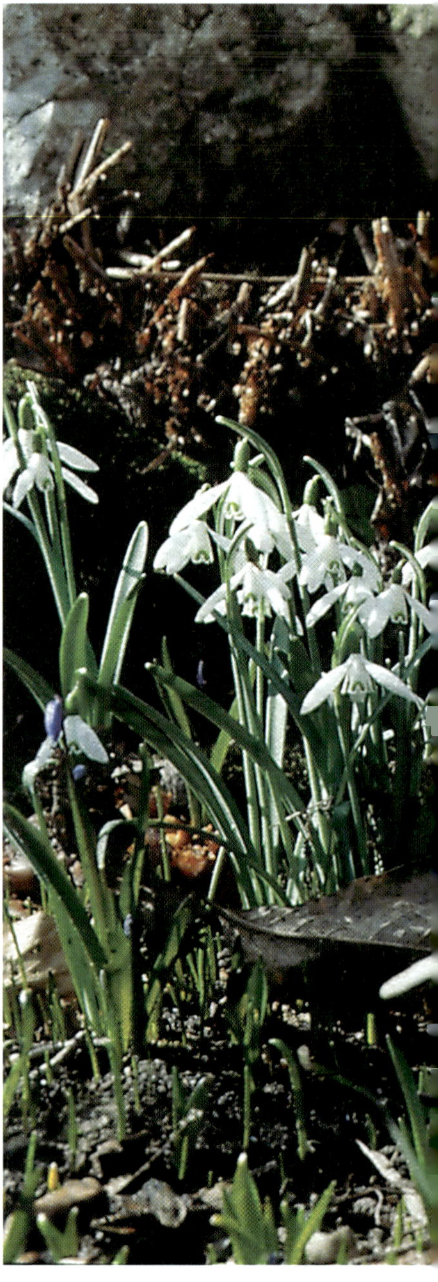

Ein entzückendes Vorfrühlingsbild, aber Vorsicht, daß die Katze nicht an den jungen Trieben im Vordergrund knabbert!

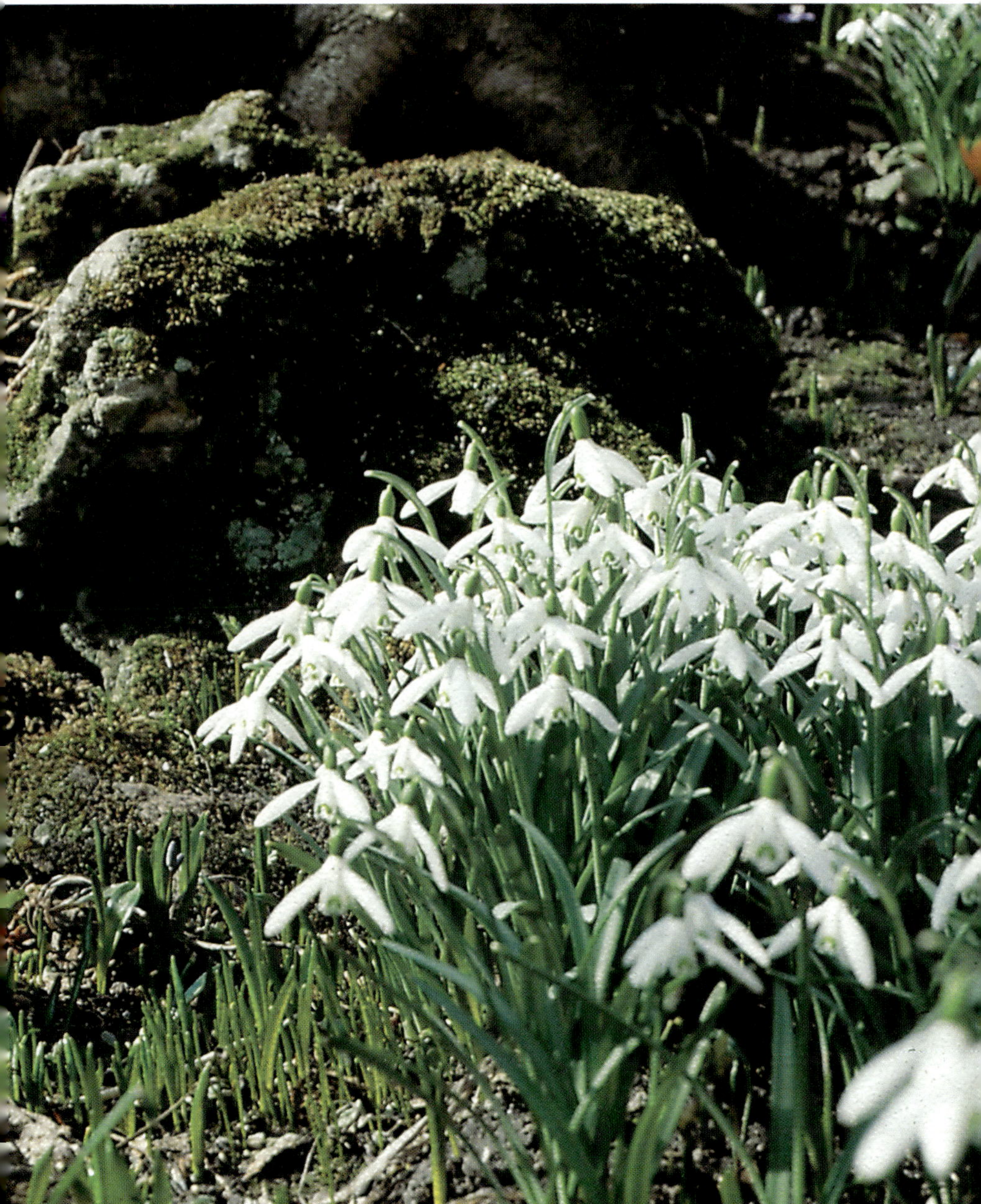

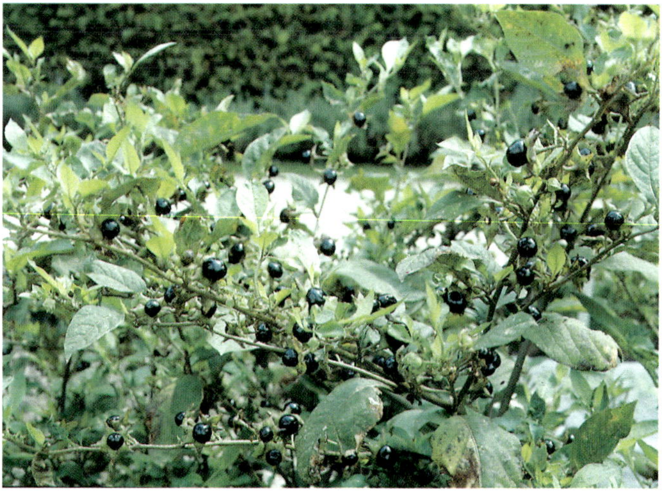

Die Tollkirsche gehört zum Giftigsten, was unsere Flora hervorbringt.

▷ **Die Eibe ist ein gefährliches Gewächs, nur das rote Fruchtfleisch ist ungiftig.**

süßer oder Schwarzer Nachtschatten *(Solanum dulcamara* und *Solanum nigrum).*
Sehr giftig sind auch die Beeren des Maiglöckchens und vor allem des Seidelbasts *(Daphne mezereum).* Wahrscheinlich sind es auch in diesen Fällen in erster Linie die Samenkörnchen, die giftig sind. Noch zwei Beispiele dafür, daß nicht alles, was für Menschen giftig ist, auch für Tiere giftig sein muß. Die weißen Beeren der Mistel *(Viscum album)* und die roten Beeren der Stechpalme *(Ilex aquifolium)* sind für Menschen giftig, können aber an Vögel verfüttert werden. Beide Pflanzen sind als Weihnachtsschmuck gebräuchlich. Daß man, botanisch betrachtet, mit „giftig" oder „nicht giftig" keine verbindlichen Regeln aufstellen kann, sieht man daran, daß eine Reihe von Nachtschattengewächsen wegen ihrer Früchte angebaut wird. Die Rede ist von Tomate, Paprika und Aubergine, deren Laub aber für Mensch und Tier hochgiftig ist.

Fazit für die Beeren: Verfüttern Sie keine Beeren, die Sie nicht kennen, sondern nur solche, deren Ungiftigkeit für Tiere erwiesen ist!

Giftige Gehölze in Natur und Garten

Unter den Nadelbäumen ist die Eibe besonders giftig. Sie war früher ein wildwachsender Waldbaum, der auch an Straßenrändern häufig gepflanzt wurde. Offenbar schmeckt ihr dunkelgrünes Laub Pferden und Kühen gut, so daß es immer wieder bei Haustieren zu dramatischen Vergiftungen gekommen ist. Daraufhin wurde die Eibe fast überall dort entfernt, wo Tiere sie erreichen konnten, beispielsweise in Wäldern, in denen man das Vieh weiden ließ, und vor allem auch an den Straßen, auf denen bis zur Einführung der Eisenbahn fast sämtliche Gütertransporte und auch

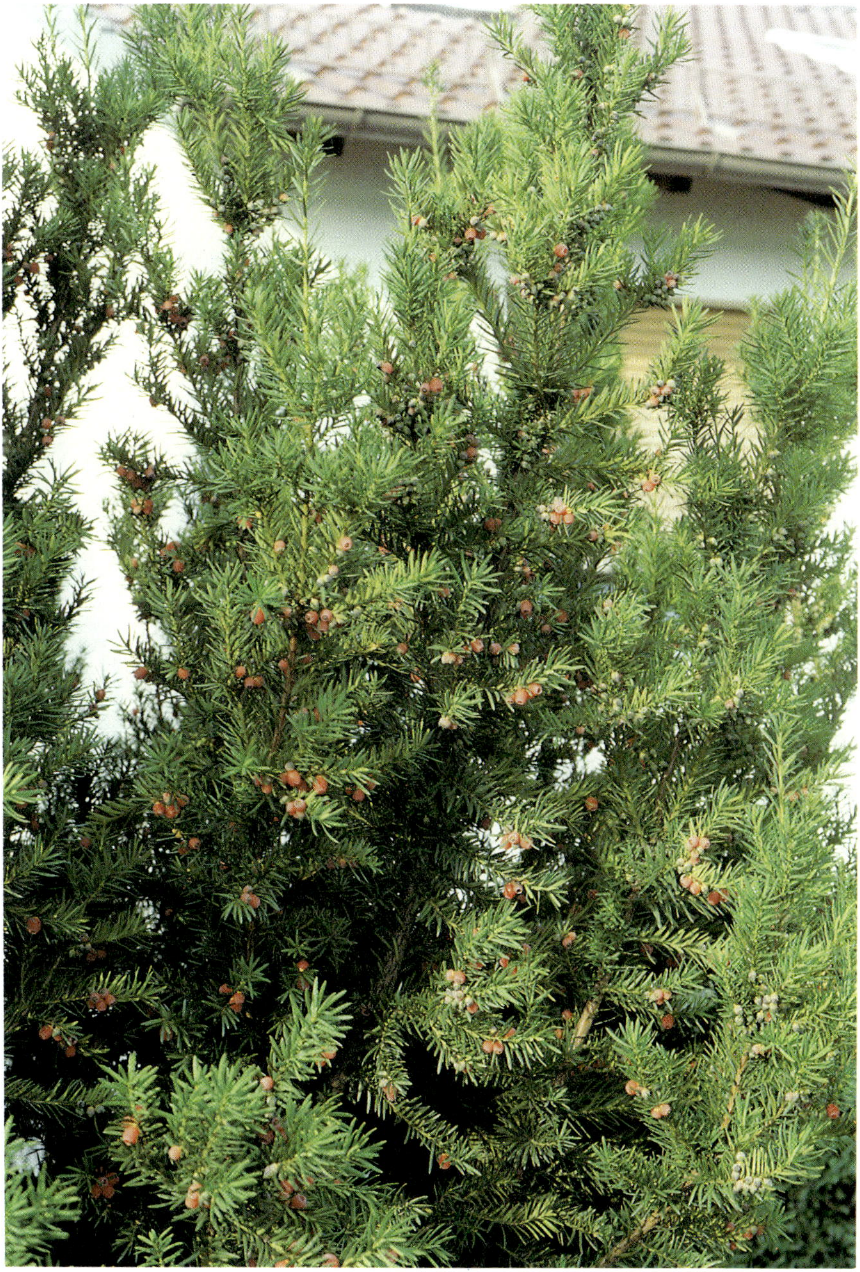

der Personenverkehr mit Pferdefuhrwerken abgewickelt wurde. Nach dem Abholzen der Eiben wurde diese Baumart so selten, daß man sie auf die Rote Liste gefährdeter Arten setzte. 1994 wurde die Eibe zum „Baum des Jahres" ernannt, und man empfahl, sie in Gärten und auf Friedhöfen wieder häufiger anzupflanzen. Sie ist wunderschön, aber eben sehr giftig. Also Vorsicht mit Tieren und Kindern!

Einige Sträucher aus der Familie der Schmetterlingsblütler (Leguminosae) sind ebenfalls giftig. Bei diesen Sträuchern sind jedoch nicht nur die Blätter und Äste, sondern auch die Früchte hochgiftig. Die Früchte dieser Sträucher haben viel Ähnlichkeit mit Bohnen, was bei spielenden Kindern, die solche Früchte essen, bisweilen zu dramatischen Vergiftungen führt. Ähnliches wird auch von den Früchten der Robinie oder Scheinakazie berichtet. Auch die Rinde des Baumes ist giftig, weshalb die Robinie für Knabberzweige nicht geeignet ist.

Zu diesen giftigen Schmetterlingsblütlern gehören vor allem die häufig gepflanzten Arten und Sorten des Goldregens *(Laburnum sp.)* sowie die Glyzine *(Wisteria sinensis)*, eine attraktive Kletterpflanze mit langen, lila Blütenrispen.

Auch der wildwachsende Besenginster *(Cytisus scoparius)* und die verschiedenen als Ziersträucher eingesetzten Ginsterarten enthalten giftige Alkaloide. Diese Stoffgruppe macht die Giftigkeit zahlreicher gefährlicher Pflanzen aus, zum Beispiel auch bei der Tollkirsche und anderen Nachtschattengewächsen sowie bei der Herbstzeitlose. Unter den Nachtschattengewächsen wird derzeit die Engelstrompete *(Datura suaveolens)* als Kübelpflanze häufig verwendet.

Auch der in Bauerngärten häufig anzutreffende traditionsreiche Buchsbaum *(Buxus sempervirens)* enthält mehrere Alkaloide, so daß er hochgiftig ist. Beim Beschneiden von Buchsbäumen sollte man achtgeben, daß man keine Verletzungen an den Händen hat, denn sonst besteht die Gefahr einer Blutvergiftung.

Ebenfalls ein traditionsreiches, immergrünes Gehölz ist der Sadebaum *(Juniperus sabina)*, eine niederliegend wachsende Konifere mit aufsteigenden Ästen. Die Pflanze enthält ein sehr giftiges ätherisches Öl, das an den Händen Hautreizungen hervorrufen kann. Früher wurde der Sadebaum in der Volksmedizin als Abtreibungsmittel eingesetzt und in der Tierheilkunde als sozusagen allerletztes Mittel, um bei schwerkranken Tieren die dahinschwindenden Lebensgeister vielleicht noch einmal anzustacheln nach dem Motto: „Entweder es hilft, oder das Tier stirbt". Wenn Sie, wie empfohlen, im Winter den Vögeln auch Koniferenzweige anbieten, dann auf keinen Fall Zweige des Sadebaums und übrigens auch keine Zweige der verschiedenen Thuja-Arten.

Giftig ist auch der attraktive Perückenstrauch *(Cotinus coggygria)*, dessen weißlichen, Allergie-erzeugenden Milchsaft die Gärtner mit Recht fürchten. Er ist mit dem ebenfalls giftigen Essigbaum verwandt. Ungemein giftig ist auch der Oleander *(Nerium oleander)*, der aus dem Mittelmeerraum stammt und bei uns eine beliebte Kübelpflanze ist. In Indien heißt er sogar „horse killer", auf deutsch „Pferdemörder", was darauf hindeutet, daß Tiere die Blätter dieses Strauches manchmal verzehren.

Häufig ist in Gärten die Schneebeere *(Symphoricarpos albus)* zu finden, ein Geißblattgewächs. Der Strauch und auch die Beeren enthalten einen noch nicht erforschten hautreizenden Stoff, weshalb man Vögeln weder die Zweige noch die Beeren anbieten sollte.
Im Kapitel über die für Vögel eßbaren Beeren wurden auch die schwarzen Beeren des Kirschlorbeers empfohlen (s. Seite 96). Aus den Blättern jedoch wird beim Zerreiben Blausäure freigesetzt, sie sind also hochgiftig. In Landschaftshecken und manchmal auch in naturnahen Gartenhecken findet man das Pfaffenhütchen *(Euonymus europaea)*, Familie Spindelbuschgewächse (Celastraceae). Der Strauch enthält giftige Glykoside und Alkaloide. Bei Tieren wird nach dem Fressen der Zweige über Vergiftungen berichtet. Sie sollten daher seine Zweige nicht zum Knabbern anbieten. Hochgiftig ist der schon bei den Beeren erwähnte Seidelbast (s. Seite 102), der da und dort als attraktives, im Vorfrühling blühendes Gehölz angepflanzt wird.

Giftige Kräuter und Stauden in Natur und Garten

Dieses Kapitel erhebt keinen Anspruch auf Vollständigkeit. Aus der Fülle giftiger oder unbekömmlicher Pflanzen wurden erstens diejenigen ausgewählt, die fast „allgegenwärtig" sind, zweitens Pflanzen, deren Giftigkeit man unterschätzt, und drittens solche, die man eventuell mit anderen bekömmlichen Pflanzen verwechseln könnte.

Beginnen wir mit den Gemüsen. Ungekochte Kartoffeln und Kartoffelschalen dürfen nicht verfüttert werden und auch keine Kartoffelkeime und kein Kartoffellaub. Die Blätter der Tomate und grüne Tomatenfrüchte sind ebenfalls giftig.
Anknüpfend an die Ausführungen über giftige Leguminosen (s. Seite 104) wäre zu betonen, daß auch ungekochte Bohnen und ganz besonders die in ihnen enthaltenen Samen sehr giftig sind. In den Bohnenkernen und in geringerem Maße auch in den unreifen Schoten ist der giftige Eiweißstoff Phasin enthalten. Deshalb dürfen an Tiere keine rohen Bohnenfrüchte verfüttert werden.
Kohl mit seinen verschiedenen Arten und Sorten ist für Menschen ein gesundes Gemüse, dessen Genuß wegen seiner blähenden Inhaltsstoffe aber oftmals nicht ganz sang- und klanglos abläuft. Kleinsäuger, wie etwa Meerschweinchen, Hamster und auch Kaninchen, mögen Kohl sehr gern. Wenn überhaupt, sollte er aber nur in winzigen Mengen gegeben werden, weil die starken Blähungen, die er erzeugt, sogar tödlich enden können. Brokkoli und Kohlrabi werden meistens gut vertragen. Vögel sollten überhaupt keinen Kohl bekommen.
Zu den giftigsten Pflanzen unserer Flora gehören einige Doldenblütler (Umbelliferae). Diese Familie bringt viele unserer gebräuchlichsten Würz- und Heilkräuter hervor, aber eben auch hochgiftige Pflanzen. Berüchtigt sind der Gefleckte Schierling *(Conium maculatum)* und der Wasserschierling *(Cicuta virosa)*, deren Wurzeln rübenähnlich aussehen. Beim Weidevieh gibt es ab und zu Vergiftungen mit dem Hecken-Kälberkropf *(Chae-*

rophyllum temulum), der wegen seiner Wirkung auch Taumel-Kälberkropf heißt. Auch die Hundspetersilie *(Aethusa cynapium)*, die manchmal als Wildpflanze im Garten wächst, führt zu Vergiftungen. Ihre Blättchen sehen dem Kerbel recht ähnlich. Wenn Sie Blättchen wildwachsender Pflanzen für Ihre Tiere sammeln, müssen Sie unbedingt darauf achten, daß diese eben genannten Giftpflanzen nicht dabei sind. Der allgemein wohlbekannte Giersch (s. Seite 41) ist wahrscheinlich der einzige wildwachsende Doldenblütler, der ohne Einschränkung gefüttert werden kann.

Einige Gemüse- und Gewürzpflanzen gehören ebenfalls zur Familie der Doldenblütler. Die Möhre beispielsweise ist eine der bekömmlichsten Gemüsearten, aber ihr Laub darf keinesfalls an Tiere verfüttert werden. Selbst die Petersilie, wohl unser gebräuchlichstes Würzkraut, ist für kleine Tiere schädlich oder giftig. Das gleiche gilt für Sellerielaub.

Wenn Sie Ihren Tieren gerne Küchenkräuter aus dem Garten ins Futter mischen, sollten Sie besonders bei trächtigen Tieren recht vorsichtig mit der Gartenraute *(Ruta graveolens)* sein. Ihr ätherisches Öl wirkt intensiv auf den Uterus ein.

Zu den giftigsten Pflanzen unserer Flora und auch unserer Gartenpflanzen gehören außer den Fingerhut-Arten *(Digitalis sp.)* vor allem der Blaue Eisenhut *(Aconitum napellus)*, ein Hahnenfußgewächs *(Ranunculaceae)*. Zur selben Gattung gehört der Gelbe Sturmhut *(Aconitum septentrionale)*, eine Wildpflanze in naturnahen Wäldern und alpinen Hochstaudenfluren. Im Garten wird er selten gepflanzt. Sein früherer Artname „lycoctonum" bedeutet „Wolfstöter": Nomen est Omen. Nun wird wohl kaum jemand die Eisenhutblätter verfüttern. Problematisch sind eher die rübenähnlichen Wurzelstöcke, die nach Arbeiten im Blumenbeet, etwa nach dem Jäten, eventuell offen im Beet liegen oder die von buddelnden Hunden ausgegraben werden können. Offenbar schmeckt die Wurzel nicht einmal so scheußlich, wie das tödlich wirkende Alkaloid Aconitin vermuten läßt. Dieses Gift wird sogar durch die unverletzte Haut aufgenommen, so daß es schon zu Vergiftungen gekommen ist, wenn ein Kind die Wurzeln längere Zeit in der Hand hielt.

Auch die übrigen Mitglieder aus der großen Familie der Hahnenfußgewächse, wie etwa Scharfer, Kriechender oder Knolliger Hahnenfuß und die Anemonen haben giftige Blätter und Samen. Zu dieser Familie gehört auch die Christrose oder Nieswurz *(Helleborus niger* und andere Arten), die vor allem Saponine und Glykoside enthält. Ihre Wurzel wurde früher in der Humanmedizin (heute nur noch homöopathisch) und bis vor wenigen Jahrzehnten vor allem in der bäuerlichen Tierheilkunde eingesetzt. Heute jedoch wird sie aufgrund höchst bedenklicher Nebenwirkungen nicht mehr verwendet.

Wenn Sie die Vogelmiere (s. Seite 76) sammeln und das Pflänzchen zur Zeit nicht blüht, besteht die Gefahr, daß man es mit dem Ackergauchheil *(Anagallis arvensis)* verwechselt. Im Gegensatz zu den weißen Blütchen der Vogelmiere hat der Gauchheil rote Blüten.

Eisenhut: Alle Pflanzenteile sind hochgiftig.

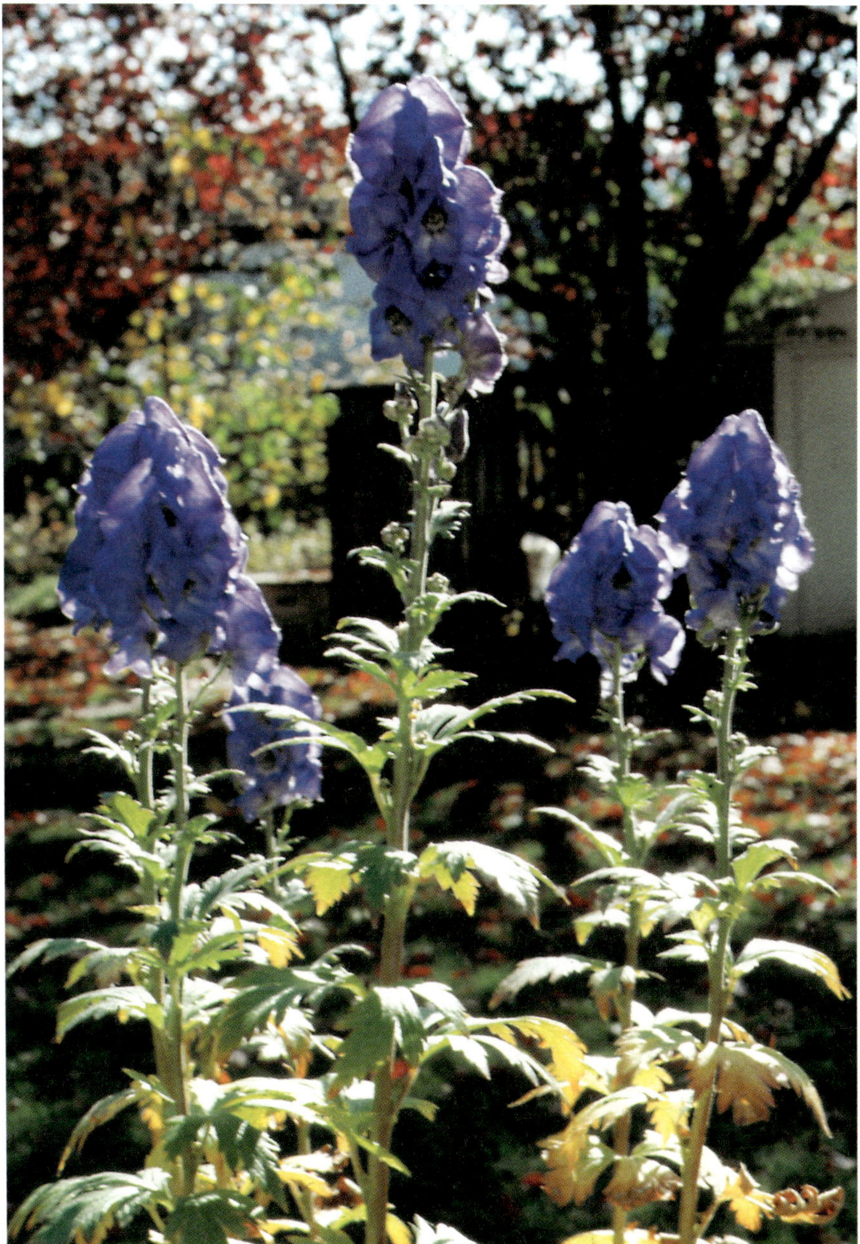

Gar nicht so selten kommt es zu Vergiftungen bei Geflügel und Käfigvögeln. Der Gauchheil gehört zu den Primelgewächsen (Primulaceae), die wegen ihres hohen Gehalts an Saponinen allesamt nicht ganz ungefährlich sind, vor allem die Alpenveilchen.
Als Zusatzfutter werden für die Tiere einige Klee-Arten empfohlen. Wenn Sie bei diesen vorgeschlagenen Arten bleiben, kann nichts schief gehen. Aber Sie sollten auf keinen Fall den Echten Steinklee *(Melilotus officinalis)*, auch Honigklee genannt, verfüttern, denn diese Pflanze enthält Cumaringlykoside, die das nach Waldmeister duftende Cumarin abspalten. Der Duftstoff Cumarin wirkt aber auf kleine Tiere äußerst giftig. Er setzt die Gerinnungsfähigkeit des Blutes herab und „verflüssigt" es sozusagen. Kleine Tiere bekommen dann innere Blutungen, an denen sie auch sterben können. Deshalb setzt man Cumarin bei Giftködern für Mäuse, Wühlmäuse und Ratten ein. Selbstverständlich sollte man den Tieren auch keine anderen cumarinhaltige Pflanzen geben, wie etwa Waldmeister *(Galium odoratum)* oder Echtes Labkraut *(Galium verum)*, obwohl diese beiden Pflanzen manchmal in der bäuerlichen Volksmedizin zur Vermehrung der Milchproduktion bei säugenden Tieren empfohlen werden.
Bleiben wir beim Cumarin. Es gibt auch eine Grasart, die diesen Stoff enthält, nämlich das Ruchgras *(Anthoxanthum odoratum)*. Dieses Gras erzeugt den zarten Waldmeisterduft von trocknendem Heu und bewirkt den durchblutungsfördernden Effekt von Heublumenbädern und Heublumenpackungen.
Wenn Sie für Ihren Vogel, wie empfohlen (s. Seite 84), die Rispen und Ähren von Gräsern sammeln, dann sollte das Ruchgras nicht dabei sein. Das Gras wird bis 45 cm hoch und seine einblütigen Ährchen stehen in ährenartigen Rispen. Seine Blätter sind blaugrün und haben am Grund einen Haarkranz. Wenn das Ruchgras wirklich ganz trocken ist, dann hat sich das Cumarin verflüchtigt. Deshalb schadet trockenes Heu, das Ruchgras enthält, den Tieren nicht.
Soweit bekannt, gibt es unter den einheimischen Gräsern nur wenige gefährliche Giftpflanzen. Zu erwähnen wäre der Taumellolch *(Lolium temulentum)*, auch Tollgerste genannt. Seine ährenartigen Rispen haben eine gewisse Ähnlichkeit mit denen der Quecke. Vergiftungen bei Weidetieren sind nicht selten. Die Tiere sind benommen, was sich daran zeigt, daß sie taumeln. Bei Men-

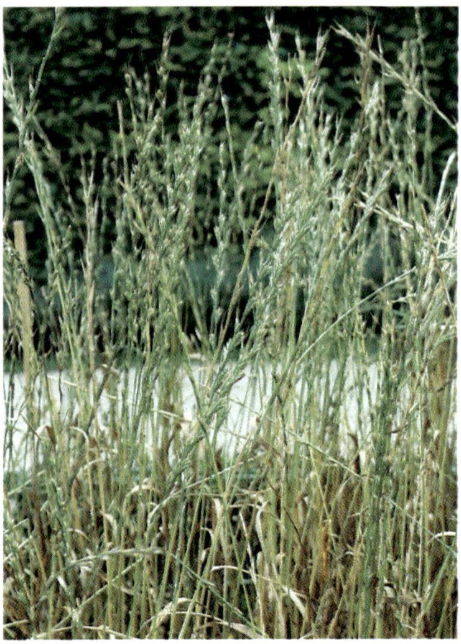

Taumellolch, ein giftiges Gras

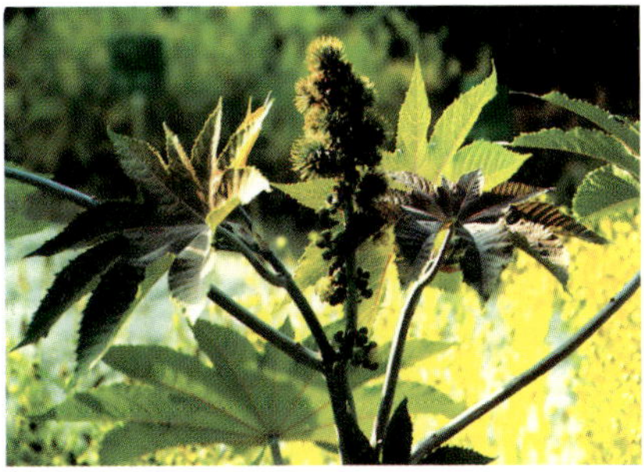

***Ricinus* oder Wunderbaum: Gefährlich sind die Samen.**

schen hat es in früheren Zeiten bis in unser Jahrhundert immer wieder Massenvergiftungen durch Verunreinigungen von Getreide oder Lein mit den Körnern des Taumellolchs gegeben.
Wenn Sie an Ihre Tiere Getreide verfüttern, müssen Sie unbedingt darauf achten, daß es nicht mit Mutterkorn *(Claviceps purpurea)* verunreinigt ist. Bei diesen großen, purpurroten bis fast schwarzen Körnern handelt es sich um die Überwinterungsform eines hochgiftigen Pilzes. Bei Menschen sind bis ins 19. Jahrhundert tödliche, seuchenartige Massenvergiftungen, das sogenannte Antoniusfeuer, durch infiziertes Getreide aufgetreten.
Noch zwei hochgiftige Samen: Als Garten- oder Zimmerpflanze wird bisweilen der Rizinus oder Wunderbaum gepflanzt. Sein als Abführmittel eingesetztes Öl ist ungiftig, aber seine glänzenden, braunen Samen enthalten den tödlich giftigen Eiweißstoff Ricin. Wo Kinder und Tiere frei umherlaufen, sollte man auf diese Zierpflanze verzichten.
Giftige Samen haben auch die verschiedenen Wolfsmilcharten (Euphorbiaceae), von denen einige eine lange Tradition als Zier- und Heilpflanzen haben. Die großen, rundlichen, grünen Samen wurden früher in der Volksheilkunde als Brechmittel eingesetzt, was ihre magen und darmreizende Wirkung aufzeigt.

Giftige Zimmerpflanzen

Diese aufzuzählen, wäre ein uferloses Unterfangen. Zu nennen sind die Rittersterngewächse, z.B. Schneeglöckchen, und die Wolfsmilcharten, vor allem der Weihnachtsstern und der Christusdorn. Giftig sind auch die Familienmitglieder der Aronstabgewächse (Araceae), wie etwa Zimmerkalla, Kolbenfaden und Dieffenbachie. Aus der Familie der Hundsgiftgewächse (Apocynaceae) werden häufig der Wachsbaum und die Dipladenie im Zimmer gezogen. Zu dieser giftigen Familie gehört auch der schon erwähnte Oleander (s. Seite 104) und in unserer heimischen Flora das Immergrün. Bei den verschiedenen Gummibäumen (Gattung *Ficus,* Familie Maulbeergewächse = Moraceae) ist der bekannte weiße Milchsaft giftig. Die verschiedenen „Glücksklee"-Arten *(Oxalis sp.)* gehören zur Familie der Sauerkleegewächse (Oxalidaceae); sie sind zwar nicht gerade hochgiftig, aber durch ihren Gehalt an Oxalsäure zum Kauen oder Knabbern für Tier und Mensch nicht zu empfehlen. Auch die Mitglieder der schon mehrfach erwähnten Familie der Nachtschattengewächse (Solanaceae) sind giftig, also bei den Zimmerpflanzen die Browallie, die Brunfelsie, der Zierpaprika und der Korallenstrauch sowie bei den Balkonpflanzen die Petunie.

Kräuter und homöopathische Arzneien für häufige Krankheiten

Soweit nicht anders vermerkt, gelten die angeführten Kräuter für alle Tiere, die normalerweise bei uns gehalten werden. Die Pflanzen sind entweder leicht zu finden, einfach im Garten anzubauen oder als getrocknete Droge in der Apotheke erhältlich. Die meisten Pflanzen, die in der folgenden Übersicht genannt sind, wurden in den beiden Hauptkapiteln mit ihren Eigenschaften und ihrer Anwendung beschrieben (s. Seite 21 ff. und Seite 81 ff.). Einige Pflanzen, die man nicht selbst sammeln und aufbereiten kann, kommen noch dazu. Man kauft sie in der Apotheke. Alle genannten Pflanzen eignen sich zur Selbstmedikation, ersetzen aber nicht den Besuch beim Tierarzt oder Tierheilpraktiker, wenn es darum geht, eine genaue Diagnose zu stellen oder die Behandlung ernsterer Krankheiten einzuleiten. Oft kann die tierärztliche Behandlung durch Kräuter unterstützt werden, genau wie in der Humanmedizin.

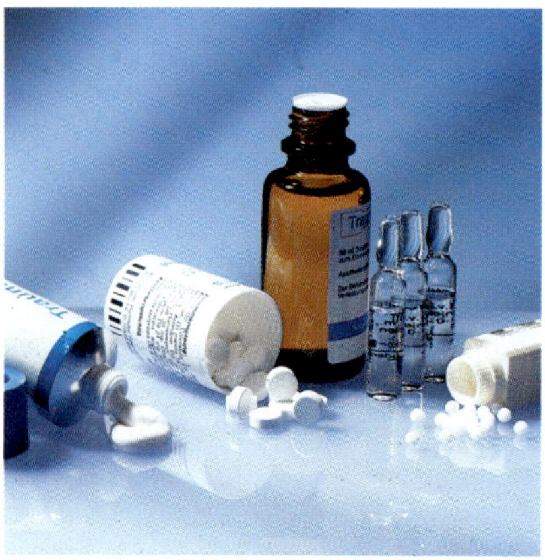

Homöopathische Darreichungsformen

Die Dosierung ist ein Problem, denn es gibt für die Anwendung von Heilpflanzen bei Tieren nur wenige systematische und verbindliche Untersuchungen. Viele der genannten Anwendungen stammen aus der bäuerlichen Volksmedizin, wo die Gesundheit der Tiere stets genauso wichtig genommen wurde wie die Gesundheit der Menschen, wenn auch aus anderen Motiven als bei uns Tierfreunden. Hier wurde bei der Dosierung nicht gekleckert, sondern geklotzt. Fast umgekehrt ist es in diesem Buch. Es soll zwar nicht behauptet werden, daß gekleckert wird, aber die Dosierung ist sehr vorsichtig gehalten, um eventuelle Schäden zu vermeiden. Allerdings sind bei den vorgestellten Pflanzen Nebenwirkungen nicht zu erwarten, andernfalls ist es ausdrücklich vermerkt. Das heißt, Sie können die Dosierungsangaben großzügig handhaben, wenn Ihr Tier die Medizin nimmt und wenn Sie den Eindruck haben, daß es hilft. Die Dosierung der Heilpflanzen und der aus ihnen zubereiteten Medikamente richtet sich auch nach der Größe der Tiere. Angegeben ist ein Mittelwert. Kleine Hunde beispielsweise erhalten weniger, ein Bernhardiner und seinesgleichen mehr.

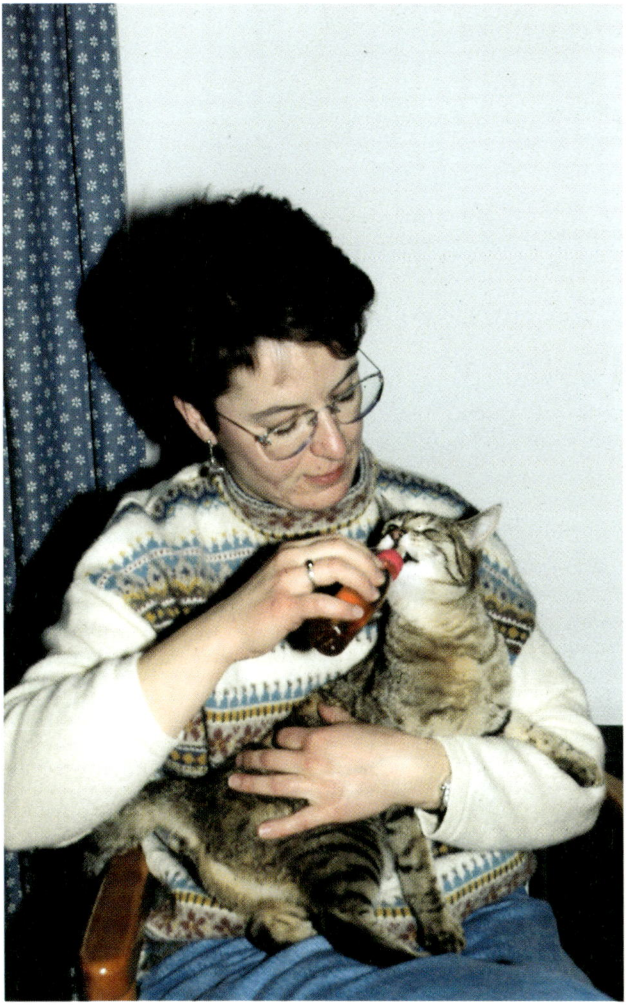

Ein Puppenfläschchen hilft beim Einflößen von Fencheltee.

Die Aussage über das „großzügige Handhaben" gilt selbstverständlich nicht für die homöopathischen Arzneien und auch nicht für die im nächsten Kapitel vorgestellten Bach-Blütenessenzen (s. Seite 133 ff.). Bei diesen beiden Behandlungsweisen ist die genaue Dosierung wichtig. Die Dosierung für die einzelnen Tiergruppen ist auf Seite 112 f. eingehend erläutert.

Bei der Behandlung mit Homöopathika ist im allgemeinen eine sehr genaue Diagnose mit Berücksichtigung auch nebensächlich scheinender Symptome sowie der Konstitution des Tieres wichtig. Deshalb ist nur eine begrenzte Zahl

homöopathischer Arzneien zur Medikation durch den Tierhalter geeignet.
Das Eingeben der Medizin ist häufig ein Problem. Am schlimmsten sei es bei Katzen und Schweinen, sagen Kenner der Materie. Tips fürs Eingeben wurden schon erteilt (s. Seite 17), aber noch einmal: Lassen Sie nicht locker, Ihr Tier an Tee und Kräutergeschmack zu gewöhnen.
In den folgenden Ausführungen über Krankheiten der Tiere werden nur solche Erkrankungen aufgeführt, die man mit Kräutern oder homöopathischen Mitteln behandeln kann oder bei denen man mit Kräutern oder Homöopathika die vom Tierarzt oder Tierheilpraktiker verordnete Therapie unterstützen kann.
Schwere und schwerste Erkrankungen, wie zum Beispiel Papageienkrankheit, Hirnhautentzündung beim Goldhamster oder Staupe beim Hund, die nur veterinärmedizinisch behandelt werden können, sind nicht aufgeführt.

Die Krankheiten und ihre Behandlung

Vorbemerkung für die Dosierung homöopathischer Arzneien:
„Eine Gabe" bedeutet:
- 1 Tablette oder
- 5 bis 10 Globuli (Körner) oder
- 5 bis 10 Tropfen oder
- 1 Messerspitze des Pulvers,

je nachdem, in welcher Form die Arznei in der Apotheke erhältlich ist.
Kleine Tiere erhalten in der Regel die niedrigere der angegebenen Dosierungen, große Tiere die höhere.

Bei akuten, schnell einsetzenden Krankheiten gibt man zunächst jede Stunde 1 Gabe, etwa drei-, vier- oder fünfmal. Mit einsetzender Besserung werden die Abstände vergrößert. An den folgenden Tagen erhält das Tier 3mal täglich 1 Gabe. Weitere Informationen zur Dosierung siehe Seite 151 f.
Fragen Sie im Zweifelsfall, besonders wenn es sich um ernstere Krankheiten handelt, unbedingt den Tierarzt!

Abszeß

Zu erkennen an lokaler Eiterbildung, Schwellung und Schmerz. Zum Reifen und Erweichen Kompressen aus Stockrosen-, Eibisch- oder Malventee (s. Seite 62) oder Ringelblumentee (s. Seite 66).

Homöopathische Behandlung:

Hepar sulfuris D3, 1 bis 2 Tage lang alle 2 Stunden 1 Gabe, wodurch der Abszeß reift. Hepar sulfuris wird auch das „homöopathische Messer" genannt.
Siehe auch Hautkrankheiten, Seite 120.

Asthma, siehe Husten

Augenbindehautentzündungen, verklebte Augenlider

Ursache: Zugluft, Viren, Bakterien, Pilze, Fremdkörper, zu feine Einstreu.
Auswaschen mit Augentrost-Fenchel-Tee (s. Seite 27), Umfeld der Augen anschließend mit Ringelblumensalbe (s. Seite 66) einreiben, Behandlung etwa drei- bis viermal am Tag.

Homöopathische Behandlung, innerlich:

Euphrasia D3, 3mal täglich 1 Gabe, wenn der Tränenfluß dick und wund-

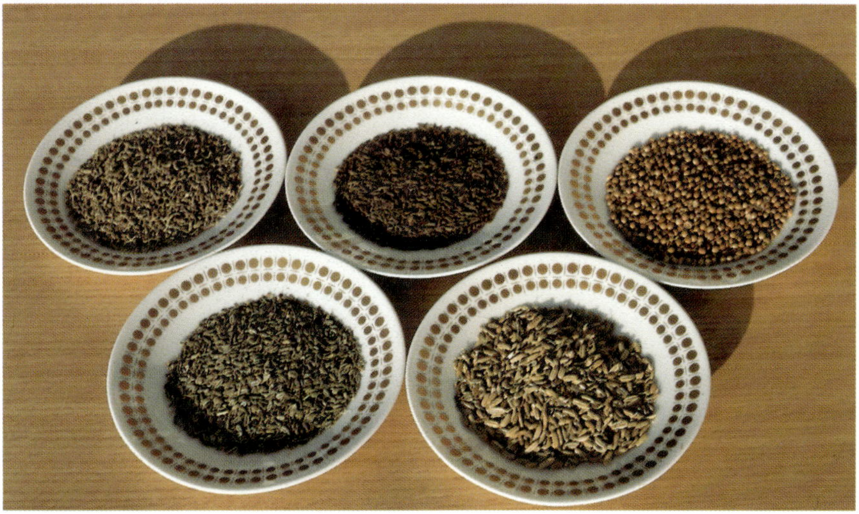

Von links oben nach rechts unten: Anis, Kümmel, Koriander, zwei Sorten Fenchel

machend ist. Allium cepa D3 bei heißen Tränen und gleichzeitigem Schnupfen, 3mal täglich 1 Gabe. Hepar sulfuris D12 3mal täglich 1 Tablette bei Eiterungen und wenn die Gefahr einer Eiterung besteht, z.B. nach Verletzungen, bis zur Abheilung.

Bandwurm, siehe Darmparasiten

Beruhigung, z.B. läufiger Hündinnen, siehe Unruhe, Nervosität

Blähungen

Anisfrüchte vertragen alle Tiere. Als Tee anbieten oder zerquetscht oder pulverisiert ins Futter mischen (s. Seite 24). Für Hunde und andere größere Tiere kann man Anis, Fenchel und Kümmel mischen und zerquetscht im Futter anbieten.
Trommelsucht der Kaninchen: Dem Futter Thymian oder Dost *(Origanum vulgare)* frisch oder getrocknet beimischen. Vögeln werden Anis- oder Korianderkörner ins Futter gemischt.
Kümmel ist ein gutes Mittel gegen Blähungen, eignet sich aber nicht für Kleintiere und Vögel.

Homöopathische Behandlung:

Chamomilla D3 bis D6 besonders bei Koliken und Darmkrämpfen. Lycopodium D6 bei allgemeiner Neigung zu Blähungen und aufgetriebenem Bauch.

Blutende Wunden, Blutstillen, siehe Verletzungen

Blutergüsse, Quetschungen, Prellungen, stumpfe Verletzungen

Kompressen mit Arnikatee (s. Seite 25), Beinwellwurzeltee (s. Seite 33) oder Ringelblumentee (s. Seite 66) auflegen oder Kompressen mit Arnikatinktur 1:10

verdünnt (s. Seite 25). Kompressen jeweils nach 3 bis 5 Stunden erneuern.

Homöopathikum:

Innerlich Hypericum D1 bis D6.
Siehe auch Verletzungen an Bändern, Sehnen und Gelenken.

Blutungen

Innere Blutungen, z.B. Scheiden- oder Darmblutungen, Nasenbluten: frisches Hirtentäschelkraut (s. Seite 43) ins Futter mischen, bei chronischen Blutungen Schachtelhalmtee anbieten.

Brandwunden

Mit kaltem Wasser längere Zeit kühlen, möglichst 10 Minuten lang, dann Johanniskrautöl (s. Seite 47) oder Olivenöl auftragen.

Bronchitis

Kann durch Viren oder Bakterien ausgelöst werden, Husten, Fieber, beschleunigte Atmung.

Homöopathische Behandlung:

Bryonia D6 und Phosphorus D12 im Wechsel alle 2 Stunden geben. Mit zunehmender Besserung seltenere Gaben. Hepar sulfuris D12 bei verschleppter Bronchitis mit schleimigem Auswurf und ständigem Husten.
Siehe auch Husten

Darmparasiten, Würmer

Fast jede Tierart hat ihre eigenen, ganz speziellen Parasiten, vor allem Bandwürmer, Spulwürmer und Madenwürmer. Manche befallenen Tiere wirken schwerkrank, manchen merkt man kaum etwas an. Häufig magern die Tiere stark ab,

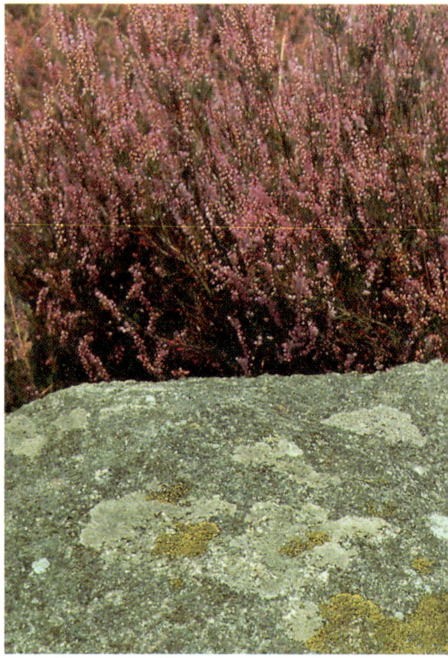

obwohl reichlich gefressen wird. Anzeichen für Darmparasiten können sein: Verstopfung, aufgeblähter Bauch und, z.B. bei Katzen, häufiges Gähnen, Schluckauf. Bei starkem Befall können sogar Bewegungsstörungen auftreten. Im Zweifelsfall Kot durch den Tierarzt kontrollieren lassen. Bewährtestes Naturheilmittel gegen Würmer ist Knoblauch (s. Seite 54).
Zerriebene Blütchen vom Beifuß (Artemisia vulgaris) ins Futter mischen oder getrockneten, zerriebenen Wermut, falls er gefressen wird. Geriebene Möhre und Möhrensaft (s. Seite 82) helfen ebenfalls.
Absud aus Wurmfarnwurzel *(Dryopteris filix-mas)* und Rainfarnblüten und -blättern wurde früher und wird auf dem Land bisweilen noch heute zur Entwurmung

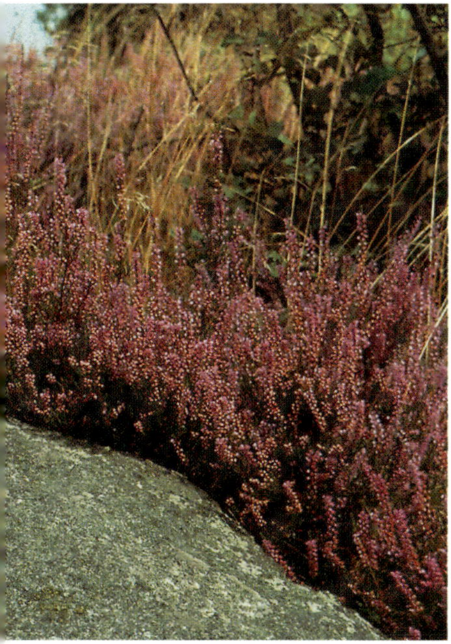

Heidekraut wird in der bäuerlichen Volksmedizin bei Durchfall gegeben.

eingesetzt. Wegen möglicher problematischer Nebenwirkungen ist das Mittel nur nach Rücksprache mit dem Tierarzt zu empfehlen.

Homöopathische Behandlung:

Nach der mit einem der üblichen Entwurmungsmittel durchgeführten Entwurmung einmalige Gabe von Calcium carbonicum D200 zur Sanierung des Darms.
Abtötung der Darmparasiten mit Homöopathika ist nicht möglich, aber eine Verbesserung des Darmmilieus, so daß sekundär eine Entwurmung erreicht werden kann.
Abrotanum D3, 7 Tage lang bei Spulwürmern,
Cina D4, 7 Tage lang bei Bandwürmern,
Carduus marianus D4, 10 Tage lang bei Hakenwürmern,
Acidum phosphoricum D6, 7 Tage lang bei Kokzidiose.

Durchfall

Auf dem Land füttert man traditionsgemäß Heidekraut *(Calluna vulgaris)* oder bietet Heidekrauttee an: ca. 30 g frische, blühende Sproßspitzen mit 1 Liter Wasser 2 Minuten kochen, lauwarm zum Trinken anbieten.
Kanadisches Berufkraut (s. Seite 34) füttern oder Tee aus dieser Pflanze anbieten: ca. 50 g mit 1 Liter Wasser aufkochen, 10 Minuten ziehen lassen, lauwarm zum Trinken anbieten. Frische oder getrocknete Malvenblätter und -blüten (s. Seite 60) füttern. Die Tiere, auch Katzen, dürfen keine Milch erhalten sowie kein Fett und Öl. Hamster und Meerschweinchen sollten keine fetten Früchte bekommen.
Gepulverte Beinwellwurzel, je nach Größe des Tieres 1 Messerspitze bis 1 gehäuften Teelöffel ins Futter mischen.
Möhren füttern.
Etwas Salz ins Futter mischen, denn bei Durchfall ist der Mineralstoffverlust sehr hoch.
Bei Durchfall, der länger als 24 Stunden andauert, oder wenn Blut im Kot ist, muß unbedingt der Tierarzt konsultiert werden.

Homöopathika:

Verschiedene Homöopathika können eingesetzt werden, je nach Art, Farbe

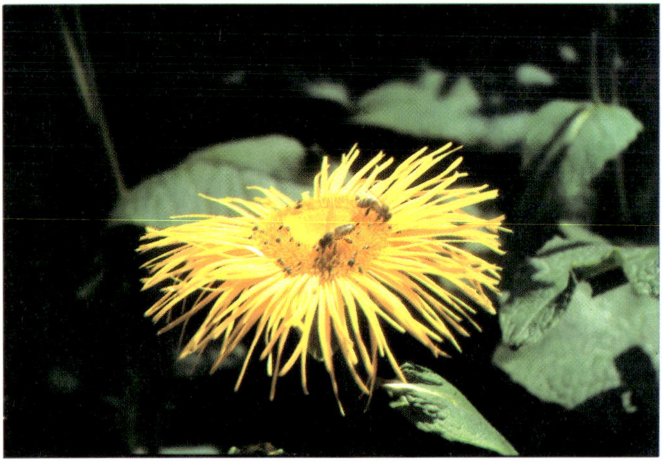

Alant, eine prachtvolle Staude mit altehrwürdiger Tradition

▷ Stockrosen und Ringelblumen sind in der Volksmedizin sehr bewährt.

und Geruch des Kotes. Bei den meisten Mitteln sind die Urtinkturen starke Gifte, wie etwa Arsenicum album und Mercuris solubilis, also vor der Anwendung unbedingt den Tierarzt oder Tierheilpraktiker fragen!
Ungiftig ist Aloë D6, bei Durchfall mit schleimigem, dünnem, gelblichem Kot. Dosierung wie auf Seite 112 angegeben. Siehe auch Magen-Darm-Erkrankungen, Reisekrankheit.

Ekzeme

Nässende Ekzeme werden mit Salben behandelt. In der bäuerlichen Volksmedizin werden gut gewaschene, gequetschte Alantblätter auf Ekzeme gebunden, dreimal am Tag wechseln.

Homöopathika:

Mercurius solubilis D6 bei nässenden Ekzemen. Sulfur D6 bei trockenem Ekzem mit schmutziger, geröteter Haut, großen Schuppen und übelriechenden Ausdünstungen. Silicea D6 bei oft infiziertem Ekzem.

Je nach Art des Ekzems und den Begleitsymptomen gibt es noch andere homöopathische Mittel. Tierarzt oder Tierheilpraktiker fragen!
Siehe auch Hautkrankheiten.

Entzündungen

Waschungen oder Kompressen mit Kamillentee (s. Seite 49) oder verdünnter Arnikatinktur (s. Seite 25). Zubereitungen aus diesen beiden Pflanzen nicht zur Behandlung entzündeter Augen einsetzen. Auftragen von Ringelblumensalbe und Beinwellsalbe, möglichst abwechselnd.

Erbrechen

Gelegentliches Erbrechen, z.B. Ausscheidung von Haarballen bei der Katze oder von schwerverdaulichen Nahrungsbestandteilen beim Hund, ist normal. Häufig unterstützt das Tier den Vorgang, indem es Gras frißt, der Hund vor allem die Quecke (s. Seite 64).
Bei zu häufigem, eventuell schaumigem oder schleimigem Erbrechen Kamillentee oder Fencheltee anbieten. Wenn das

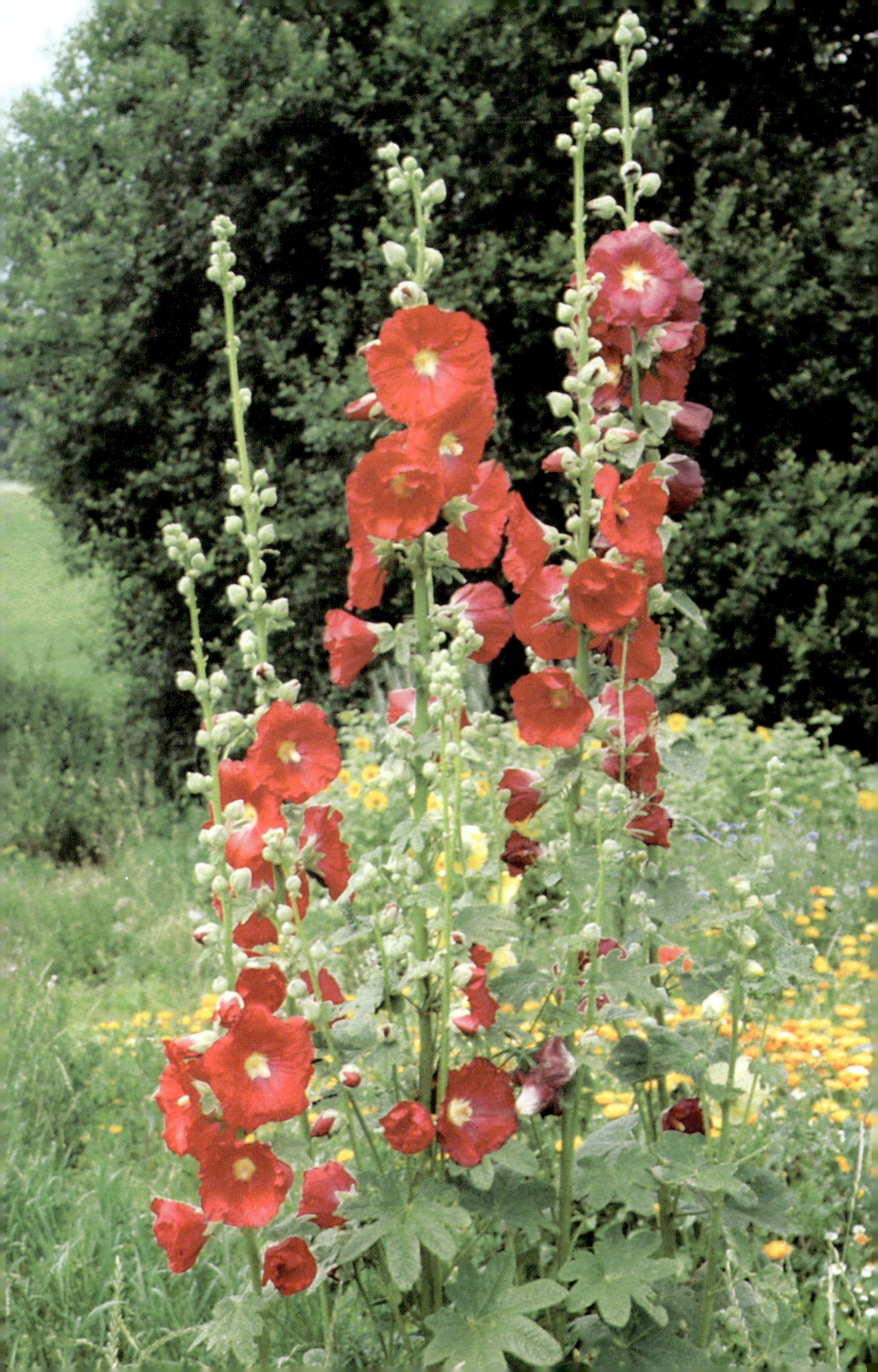

Echtes Labkraut im Halbtrockenrasen, eine Cumarindroge

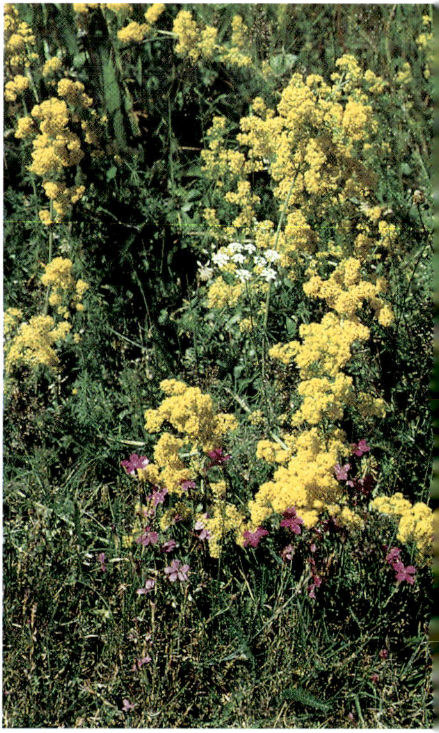

Tier absolut keinen Tee mag, Wasser anbieten, weil sonst die Gefahr der Austrocknung besteht.
Es gibt eine Reihe von Homöopathika gegen Erbrechen, aber das Krankheitsbild muß genau abgeklärt werden.
Siehe auch Magen-Darm-Trakt-Erkrankungen.

Federkleid, Federerkrankungen, siehe Haar- und Federkleid

Federrupfen, Federfressen

Die Ursache für diese Verhaltensstörung ist nicht hinreichend bekannt. Ein wichtiger Faktor ist Langeweile, man muß sich also mehr mit dem Tier befassen.
Aprikosen, Hagebutten und andere Früchte, die reich an Vitamin A sind, zusätzlich zum Futter geben. Pflanzen, die reich an Mineralstoffen, vor allem Kieselsäure sind, anbieten: Vogelknöterich (s. Seite 74) frisch oder Tee aus dem Ackerschachtelhalm (s. Seite 22).

Gelenkschmerzen, rheumatische Erkrankungen

Ähnlich wie beim Menschen gibt es zahlreiche akute oder chronisch verlaufende, schmerzhafte Erkrankungen des Bewegungsapparates. Bei Tieren, speziell Hunden, sind bisweilen Zuchtziele daran schuld, durch die ein bestimmtes optisches Erscheinungsbild angestrebt wird, beispielsweise der immer schräger gezüchtete Rücken von Deutschen Schäferhunden, wovon man inzwischen abkommt. Bei anderen Rassen jedoch ist ein Leidensweg des Tieres mit Hüftarthrose und Lähmung vorprogrammiert.
Innerlich: Stets für gute Nierenfunktion sorgen durch Füttern von Brennesselblättern und -früchten (s. Seite 35), Löwenzahn (s. Seite 59), Tee aus Birkenblättern, Wildem Stiefmütterchen (s. Seite 70) und Ackerschachtelhalm (s. Seite 22). Letzterer auch kurmäßig zur Kräftigung des Bindegewebes.
Äußerlich: Beinwellsalbe (s. Seite 33) oder Johanniskrautöl (s. Seite 47) vorsichtig einmassieren. Umschlag mit gemahlener Beinwellwurzel: Das Pulver in lauwarmem Wasser anrühren, auf eine Kompresse auftragen, diese festbinden. Kompressen mit Arnikatinktur 1:5 verdünnt.

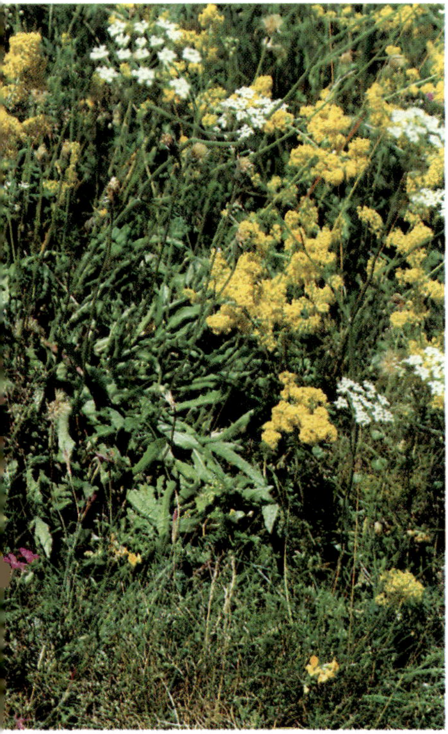

Homöopathika:

Apis D3 oder D4 bei akuten Entzündungen mit Ödemen, Bryonia D6 und Rhus toxicodendron D12 alle 2 Stunden im Wechsel je 1 Gabe bei akuten oder chronischen Entzündungen, auch nach Gewalteinwirkung.

Geschlechtsorgane, Trächtigkeit, Werfen, Säugen

Hündinnen deckwillig machen: 1 bis 2 g pulverisierte Wermut-Sproßspitzen in ein Stückchen Fleisch verpacken, 3 Tage einmal täglich geben.
Scheidenentzündung, häufig mit Ausfluß verbunden: vorsichtige Spülungen mit Kamillentee (s. Seite 49) oder Tee aus Schafgarbenblüten (s. Seite 68).
Innerlich: Tee aus der Zaubernuß *(Hamamelis virginiana)*, Literaturangaben schwanken zwischen 5 g und 30 g pro Liter Wasser, Mittelweg wählen, den Tee süßen.

Homöopathika:

Bei Scheidenentzündung Cantharis D6 im akuten Zustand. Hydrastis D6 und Kalium bichromicum D6 alle 2 Stunden im Wechsel bei chronischer Entzündung.

Wehenanregung: 5 g Lorbeerblätter mit ½ Liter Wasser überbrühen, leicht süßen, über den Tag verteilt trinken lassen (gilt für alle Säugetiere).
Um den Austritt der Milch zu erleichtern: Waschen des Gesäuges mit Zaubernußtee.
Entzündung des Gesäuges (Mastitis) bei allen Säugetieren, vor allem auch bei Kühen: Das Gesäuge vorsichtig mit Lorbeeröl aus der Apotheke einreiben.

Homöopathika:

Belladonna D4 alle 1 bis 2 Stunden 1 Gabe. Apis D3 und Lachesis D12 alle 2 bis 3 Stunden im Wechsel bei wäßrig verquollenem Gewebe.
Verbesserung der Milchsekretion: Anispulver oder Anistee (s. Seite 24), Füttern von Dillblättchen oder halbreifen Dillsamen.

Bei Ziegen, Kühen und Pferden auch durch Zufüttern von cumarinhaltigen Pflanzen, z.B. Waldmeister, Echtes Labkraut. Kleintiere dürfen keine Cumarindrogen erhalten.

Homöopathikum:

Murex D30 bei unregelmäßiger, häufiger Rolligkeit von weiblichen Katzen bis zu 10 Tagen täglich 1 Gabe.

Haar- und Federkleid

Federzysten bei Vögeln und Haarbalgzysten bei Säugetieren können harmlos sein, können aber auch Anzeichen einer durch Bakterien oder Viren erzeugten ernsten Infektionskrankheit sein: Tierarzt konsultieren!
Für gesundes, schönes Haar- und Federkleid ist mineralstoffreiche, vor allem kieselsäurereiche Kost notwendig. Frische Brennesselblätter oder -samen füttern (s. Seite 35), Vogelknöterich geben (s. Seite 74), Ackerschachtelhalm-Tee anbieten (s. Seite 23).
Bei Vögeln gibt es verschiedene, teils harmlose, teils lebensbedrohende Erkrankungen der Federbälge: Tierarzt oder Tierheilpraktiker konsultieren!
Achtung: Stumpfes, struppiges Fell oder schütteres, zerzaustes Federkleid sind stets Anzeichen, daß mit dem Tier etwas nicht stimmt, sei es körperlich oder psychisch. In der Natur stehen Tiere mit ungepflegtem Outfit immer ganz unten in der Rangordnung.

Hautkrankheiten, Ausschläge

Innerlich: Stets für gute Ausscheidung durch die Nieren sorgen, vor allem mit Wildem Stiefmütterchen (s. Seite 70), aber auch Brennessel (s. Seite 35) und Löwenzahn (s. Seite 59). Knoblauch füttern (s. Seite 53).
Äußerlich: Den Ausschlag dreimal am Tag mit Stiefmütterchentee abwaschen oder mit Tee vom Echten Alant *(Inula helenium)*: 20 g getrocknete Wurzel mit ¼ Liter Wasser 10 Minuten kochen, absieben.
Gequetschte Hauswurzblätter auflegen oder Hauswurzöl auftragen (s. Seite 42).
Wenn es darum geht, bei Geschwüren oder schlecht heilenden Wunden eine Reinigung durch Verflüssigung von Sekret oder Eiter zu erzielen: Kompresse mit Beinwellwurzeltee oder Beinwellsalbe auflegen (s. Seite 33).
Zur Behandlung von Entzündungen Arnikatee oder verdünnter Arnikaspiritus (s. Seite 25), Kamillentee (s. Seite 49), Ringelblumentee oder Ringelblumensalbe (s. Seite 65).
Bei der Entzündung von Schleimhäuten an Mund, Nase und Geschlechtsorganen Waschungen mit Kamillentee.
Besonders im Winter können Hund und Katze von der Kälte und vom Streusalz entzündete Füße bekommen, vor allem zwischen den Zehen und zwischen den Ballen. Gut abwaschen und mit Ringelblumensalbe behandeln.
Räude, siehe Insektenstiche.

Herz-Kreislauf-Erkrankungen

Bei Herzschwäche älterer Tiere, die sich oft durch Atemnot oder Wassersucht zeigt, eine Teemischung aus Löwenzahn und Weißdorn (s. Seite 60) geben.
Schachtelhalmtee (s. Seite 23) zur Vermeidung von Wasseransammlungen trinken lassen.
Knoblauch füttern (s. Seite 52 f.).
Wenn die Herzschwäche mit Unruhe einhergeht, Tee aus der Zitronenmelisse (s. Seite 79).
Herz-Kreislauf-Erkrankungen müssen stets veterinärmedizinisch abgeklärt werden!

Homöopathikum:

Crataegus D1, eventuell auch D4, zur Behandlung von Herzschwäche bei älteren Tieren.

Husten, Asthma

Diese Erkrankungen können bei allen Tieren durch Virus- oder Bakterieninfektionen, Erkältung oder Einatmen von Staub auftreten.
Anisfrüchte oder Anispulver ins Futter mischen oder Anistee geben (s. Seite 24). Tagesmenge: bei Kleinsäugern 2 Prisen, bei Katzen, Kaninchen und kleinen Hunden 2 g, bei größeren Hunden 3 bis 5 g, bei Schafen und Ziegen 5 bis 7 g, bei Pferden und Rindern 50 bis 90 g. Die angegebene Menge sollte dreimal über den Tag verteilt gegeben werden. Besonders wirkungsvoll: Anis mit Honig oder Marmelade mischen.
2 Eßlöffel gehackte Zwiebel in ¼ Liter Milch mischen, mit Honig süßen, eignet sich für alle Säugetiere, soweit sie es trinken.
Frische Wegmalvenpflanzen füttern oder Malventee geben (s. Seite 60), frische Gänseblümchenblätter (s. Seite 39) oder Spitzwegerichblätter ins Futter mischen.

Homöopathika:

siehe Bronchitis.

Impfungen, die schlecht vertragen werden

Homöopathikum:

Thuja D30, einmalige Gabe. Thuja eignet sich nicht für Jungtiere von zarter Statur.

Insektenstiche, Zeckenbisse, Räude, Juckreiz

Auf den Stich gequetschte Spitzwegerichblätter auflegen und leicht einreiben, eventuell festbinden.
Knoblauch oder Zwiebeln zerquetschen, in verdünnten Essig (1:1) einlegen, die Stichstelle damit behandeln.
Bei Bienen- oder Wespenstichen Stachel entfernen, mit Eis kühlen, Weiterbehandlung wie eben ausgeführt, Tierarzt konsultieren.
Homöopathische Sofortbehandlung mit Apis mellifica D3 oder D4 alle Viertelstunden, Dosierung für die einzelnen Tierarten s. Seite 112 f.
Bei Räude, einer Hautkrankheit, die auf Milbenbefall zurückzuführen ist, das Tier möglichst baden und mit Seife abwaschen, Katzen allerdings nur nach Anordnung des Tierarztes oder Tierheilpraktikers. Befallene Stellen mit Lorbeeröl (Apotheke) einreiben, eventuell 3 Tropfen Rosmarinöl zufügen. Vorsicht bei Katzen, diese werden durch ätherische Öle stark irritiert, am besten die befallenen Stellen mit einem vom Tierarzt empfohlenen Mittel einreiben.

Homöopathikum:

Sulfur D6, 3mal täglich, um die Gesundung der Haut zu unterstützen. Echinacea Urtinktur bei Pilzerkrankungen auf die befallenen Stellen pinseln.

Kreislaufschwäche, siehe Herz-Kreislauf-Erkrankungen

Leberstörungen

Mindestens zweimal in der Woche Löwenzahn, Schafgarbe oder Weg-

warte füttern, während der Vegetationszeit frisch, im Winter getrocknet.
Für akute und chronische Erkrankungen der Leber gibt es eine Reihe homöopathischer Medikamente, Tierarzt oder Tierheilpraktiker fragen.

Magen-Darm-Trakt-Erkrankungen

Wichtigste Voraussetzung für gesunde Verdauungsorgane: das Tier artgerecht füttern! Genau wie beim Menschen sind Naschereien durchaus in Ordnung, aber kein Ersatz für vollwertige Nahrung und auch kein Zusatz zu ihr. Fast alle Schleckereien sind kalorienreich, also Vorsicht!
In der Tierheilkunde ist Tee aus dem Andorn *(Marrubium vulgare)* seit Jahrhunderten bewährt. Er ist nicht so bitter wie manches andere Magenmittel, beispielsweise Wermut, und wird auch von schwerkranken Tieren gut vertragen.
Weitere Kräuter zum Vorbeugen und Beheben von Magen-Darm-Störungen, auch bei Infektionen: Frischer Spitzwegerich (s. Seite 69), Schafgarbe (s. Seite 67), getrockneter, gepulverter Beifuß, der auch den Appetit anregt. Tee aus den medizinisch verwendeten Malven (s. Seite 60).

Homöopathika:

Pulsatilla D4 und Nux vomica D6 alle 2 Stunden im Wechsel bis Besserung eintritt, bei unklaren Magen-Darm-Störungen, wenn Vergiftungen ausgeschlossen werden können.

Gleiche Behandlung bei Verdacht auf eine Magensäure-Störung, wobei es keine Rolle spielt, ob zu viel oder zu wenig Magensäure produziert wird.
In diesen Fällen wird häufig nach der Fütterung erbrochen. Das Tier ist abgeschlagen und es besteht oftmals eine Gier nach Gras und anderen frischen Pflanzen.
Arsenicum album D6 bei Hunden und Katzen nach verdorbenem Futter oder Fleisch. Die Krankheit beginnt meistens nachts, oft mit Durchfall, der aas-ähnlich stinkt. Das Tier hat Durst, erbricht aber das Wasser gleich wieder.
Siehe auch Durchfall, Erbrechen, Verstopfung.

Mastitis, Entzündung des Gesäuges, siehe Geschlechtsorgane

Nieren und Blasenbeschwerden

Ernste Infektionskrankheiten von Nieren und Blase oder Insuffizienz der Nieren müssen vom Tierarzt abgeklärt und behandelt werden.
Unterstützende Maßnahme oder Behandlung leichterer Krankheiten mit Tee aus Ackerschachtelhalm (s. Seite 23), ebenfalls bei Ödemen. Heidekrautabsud (s. Seite 115).
Fruchtfleisch von frischem Kürbis füttern, frische oder getrocknete, gepulverte Löwenzahnblättchen und Brennesselblätter oder -samen füttern.
In der bäuerlichen Volksmedizin wird älteren Tieren, die Probleme beim Wasserlassen haben, Tee aus dem ganzen blühenden Kraut der Weißen Taubnessel *(Lamium album)* angeboten.
Bei übelriechendem Harn gibt man Hunden und Katzen einige Wochen lang täglich Tee aus dem Echten Alant (s. Seite 116).

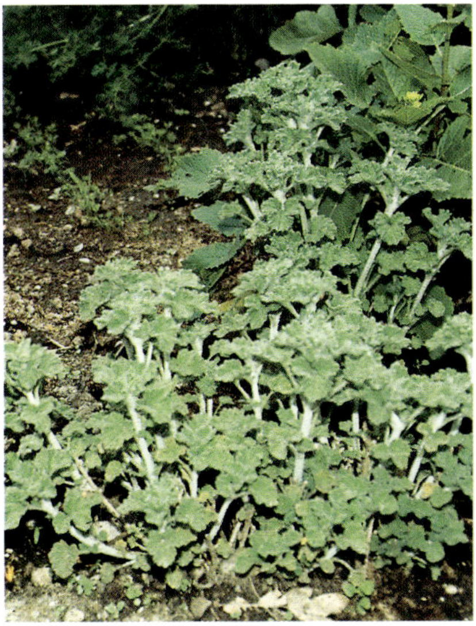

Andorn verdient größere Beachtung.

Bei Blutharnen oder Blasenkatarrh wird in der bäuerlichen Volksmedizin ein Tee aus Beinwellwurzeln (s. Seite 33) oder ein Tee aus Thymian (s. Seite 71) empfohlen.
Haben Tiere, deren natürliche Nahrung vor allem aus Pflanzen besteht, z.B. Kaninchen, immer wieder Probleme mit den Nieren, muß man prüfen, ob das Futter eventuell zu eiweißreich ist.
Wenn ein Tier an den Nieren erkrankt, ist auch zu prüfen, ob es sich eventuell immer wieder erkältet, beispielsweise weil es sich auf kaltfeuchte Steinplatten legt.
Chronische Nierenleiden können zu Herzerkrankungen führen und umgekehrt. Untersuchungen aus den USA belegen, daß bei Katzen Nierenerkrankungen die zweithäufigste Todesursache sind, die häufigste ist Krebs.

Für Nieren- und Blasenerkrankungen gibt es eine Reihe homöopathischer Medikamente, aber das Krankheitsbild mit seinen Begleitsymptomen muß genau abgeklärt werden.

Ohrenräude, Hauträude, siehe Insektenstiche

Reisekrankheit

Wenn der Hund bei Autofahrten stark speichelt, erbricht, Harn und Kot absetzt, dürfte das Homöopathikum Cocculus D6 richtig sein. 12 Stunden vor der Fahrt läßt man das Tier hungern, 1½ Stunden vor Fahrtbeginn gibt man das Medikament (Dosierung s. Seite 112). Bei längeren Fahrten auch in den Pausen oder alle halbe Stunde.
Wenn der Hund auf der Fahrt sehr unruhig ist, eventuell auch erbricht, gibt man das Homöopathikum Nux vomica D6, ½ Stunde vor der Fahrt.
Entsprechendes gilt für die Katze.

„Schlittenfahren"

Darunter versteht man das Reiben des Afters am Boden, besonders auf rauhen Teppichen. Es zeigt Juckreiz an. Geschieht es nur selten, ist es meistens harmlos. After mit Kamillentee reinigen und mit Fettcreme, am besten Ringelblumensalbe (s. Seite 66), einschmieren.
Es kann auch ein Anzeichen für Darmparasiten (s. Seite 114) sein.
Homöopathikum: Aloë D4, wenn das „Schlittenfahren" mit dünnem, schleimigem, gelblichem Kot und deutlicher Kälte der Pfoten zusammen auftritt.
Wenn es sich nicht binnen weniger Tage bessert, unbedingt eine Kotprobe untersuchen lassen.

Schmerzlinderung

Die Maßnahmen richten sich nach den Ursachen:
Bei schmerzenden Wunden helfen Kompressen mit Kamille (s. Seite 49), verdünnter Arnikatinktur (s. Seite 25) oder Ringelblumensalbe (s. Seite 66).
Bei Magen- und Bauchschmerzen Kamillentee anbieten.
Schmerzende Gelenke, rheumatische Beschwerden oder stumpfe Verletzungen mit Johanniskrautöl behandeln (s. Seite 46).
Ganz allgemein: Auf schmerzende Körperteile ein kleines, mit Hopfenzapfen gefülltes, angewärmtes Kissen auflegen.

Schock

Arnica D3, D4 oder D6 in kurzen Abständen, z.B. alle 10 bis 15 Minuten, um frische Verletzungen und den Schockzustand schneller zu überwinden. Siehe auch Verletzungen.

Trommelsucht der Kaninchen, siehe Blähungen

Unfälle

Homöopathikum:

Arnica D6 als Erstversorgung (Dosierung s. Seite 112).

Ungeziefer, Läuse, Milben, Zecken

Zur Abwehr von Ungeziefer gibt es so viele unterschiedliche Ratschläge, daß man fast annehmen muß, daß alles ein bißchen hilft, aber nichts durchschlagend. Ungezieferbefall, egal bei welchem Tier, darf man nicht auf die leichte Schulter nehmen in der Hoffnung, es gibt sich von selbst. Unter Garantie: Es gibt sich nicht, sondern wird schlimmer. Hautparasiten übertragen auch schwere Krankheiten.

Fernhalten von Ungeziefer

Ätherische Öle sollen durch ihren Geruch das sechsbeinige (Flöhe und Läuse) sowie das achtbeinige Ungeziefer (Milben und Zecken) fernhalten. Für diesen Zweck sind Halsbänder mit ätherischen Ölen oder chemischen Substanzen im Handel. Aber schert sich ein Floh am Hintern von Katze und Hund wirklich darum, daß vorne ein dufterzeugendes Halsband ist? Das ist zwar eine fürs Tier verträgliche Maßnahme, aber sie hat nur beschränkte Wirkung.
Einreiben von Mensch und Tier mit Lavendelöl gegen Ungeziefer hat eine lange Tradition.

Ein Rezept aus der „Zigeunermedizin"

1 Eßlöffel Lorbeeröl mit 1 Eßlöffel Olivenöl mischen, 3 Tropfen Rosmarinöl zugeben, das Tier damit einreiben. Dieser Ansatz kann, gut verschlossen, einige Wochen lang aufgehoben werden.

Beim Hund funktionieren diese Maßnahmen ganz gut, aber Katzen werden durch ätherisches Öl meistens stark irritiert und lecken es auch ab, was dann recht unbekömmlich sein kann.

Wurmfarn, eine attraktive Schattenpflanze, ist bewährt gegen Ungeziefer.

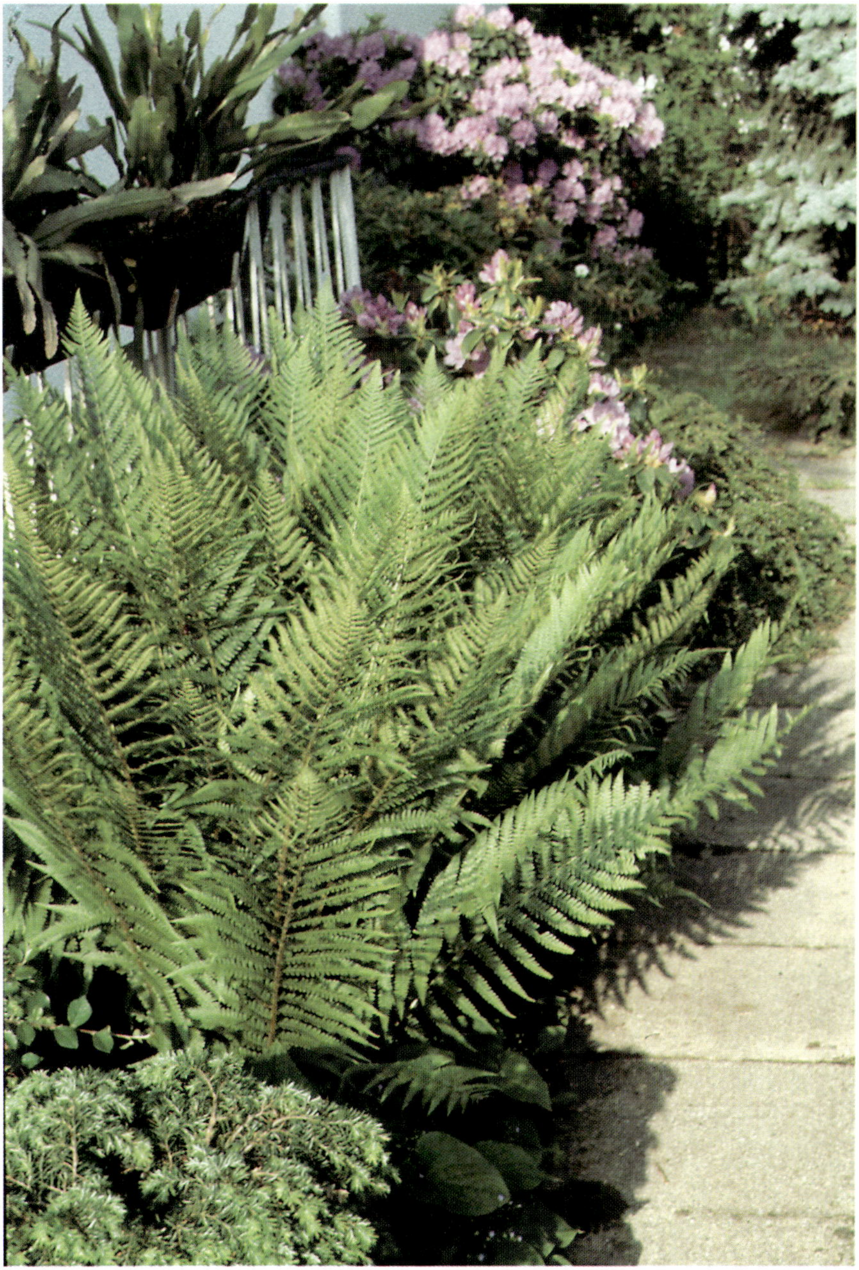

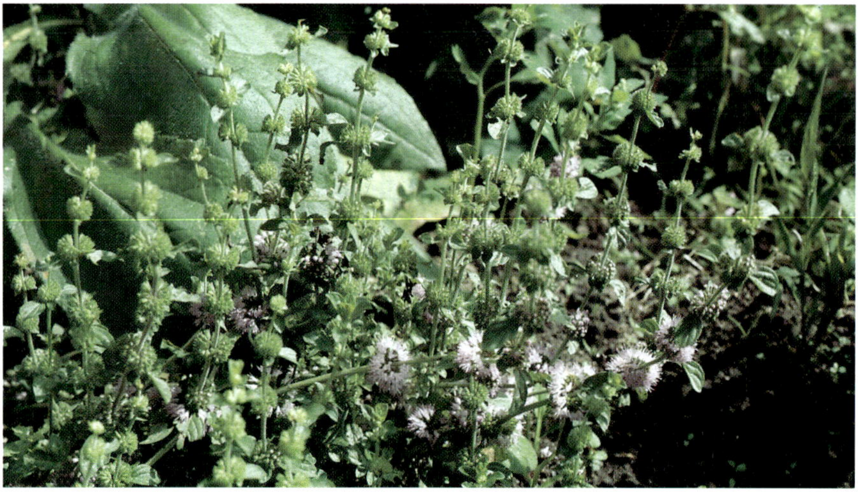

Poleiminze: lange Tradition in der Bekämpfung von Ungeziefer

Auch bei Vögeln sind solche Maßnahmen verständlicherweise nicht gut durchführbar, hier ist von vornherein äußerste Käfighygiene angesagt. Um Ungeziefer vom Nest fernzuhalten, kann man Tabakpulver darunter streuen, aber so, daß es das Tier nicht erreicht.
Um bei allen Tieren Ungeziefer vom Schlafplatz oder Nest fernzuhalten, haben sich folgende Pflanzen in getrockneter Form bewährt, eventuell in ein Kissen eingenäht, dessen Füllung halbjährlich erneuert werden muß: Rainfarn, Wurmfarn, Walnußblätter, Wermut oder Beifuß und Lavendel. Empfehlenswert sind auch Garten- oder Wilder Thymian *(Thymus pulegioides)* und Poleiminze *(Mentha pulegium)*. Wenn Sie Wilden Thymian und Poleiminze im Garten aussäen wollen, müßten Sie die Samen im Wildpflanzen-Fachhandel besorgen. Beide haben in der Ungezieferbekämpfung eine lange Tradition, denn die Artnamen „pulegioides" und „pulegium" sind von „pulex" = Floh abgeleitet.

Abtöten von Ungeziefer

Dies gelingt nur unvollkommen mit den milden Mitteln, die in diesem Buch beschrieben sind. Tiere, die man waschen oder baden kann, werden mit einem starken Absud aus Walnußblättern behandelt, anschließend mit gepulvertem Wermut eingepudert.
Verschiedene käufliche Mittel auf pflanzlicher Basis enthalten Tanacetum- (syn. Pyrethrum-) Extrakte. Aber genau wie bei der Schädlingsbekämpfung an Nutz- und Zierpflanzen wirkt es nur, wenn jedes Insekt oder jede Milbe mit dem Mittel in Berührung kommt. Für Kalt- und Wechselwarmblüter, also Fische und

▷ **Ein Absud aus Walnußblättern ist gut geeignet gegen Ungeziefer.**

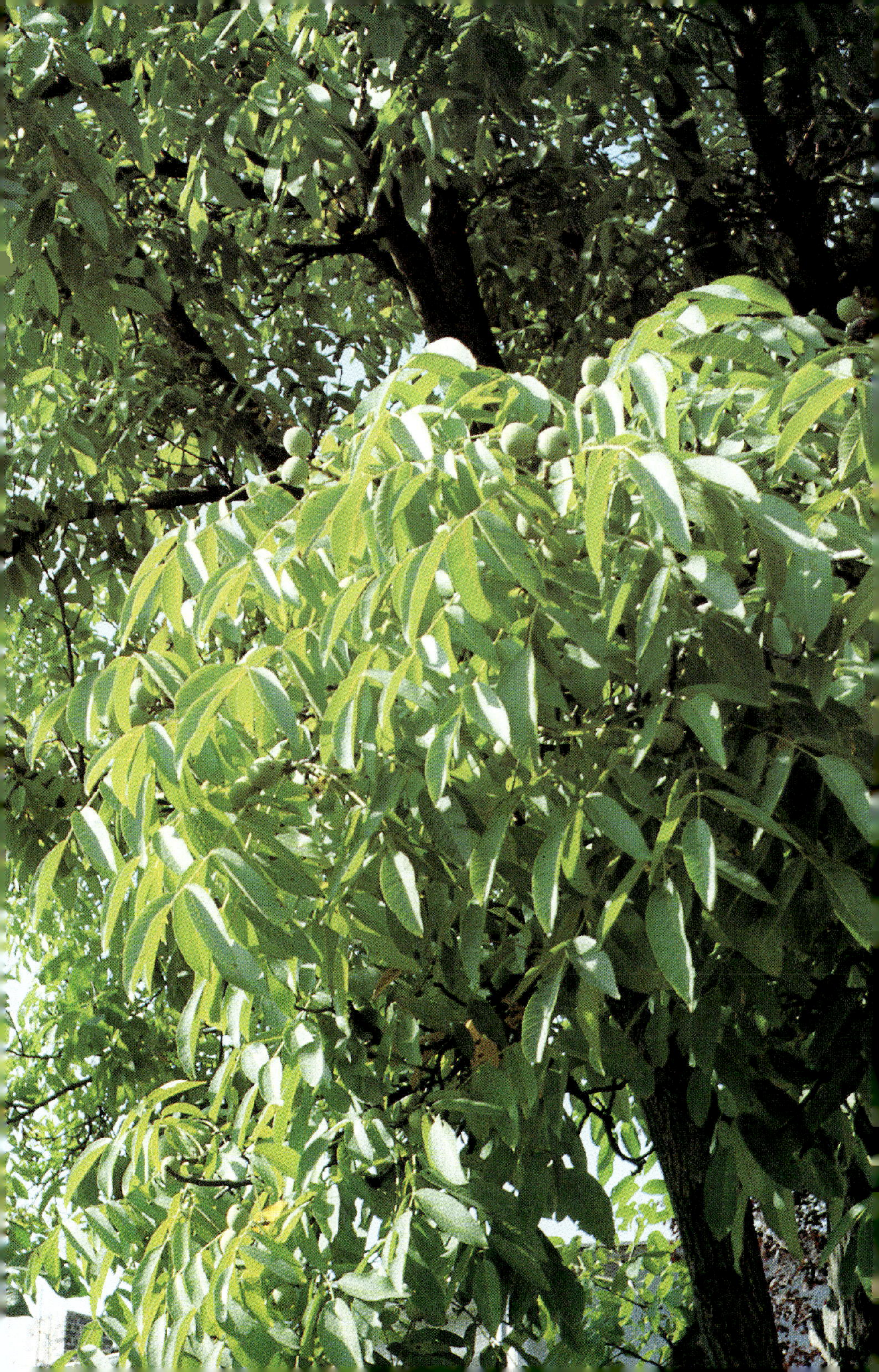

Schildkröten, ist das Mittel hochgiftig. Für Warmblüter ist es beim Einatmen oder Verschlucken relativ ungiftig, sehr giftig jedoch, wenn es durch eine Wunde in die Blutbahn kommt. Das gilt für Tiere und Menschen, also Vorsicht beim Einstäuben Ihres Tieres.
Am Entfernen von Zecken scheiden sich die Geister:
Erste Aussage: Zecken darf man nur nach Betäubung bzw. nach dem Abtöten mit einem Tropfen Öl, Alkohol oder Uhu-Kleber herausdrehen, und zwar von rechts nach links, also gegen den Uhrzeigersinn. Andernfalls reißt die Zecke ab, und es gibt Entzündungen.
Zweite Aussage: Zecken darf man niemals vor dem Herausdrehen betäuben, weil die Zecke im Todeskampf ihre Speicheldrüsen spontan entleert, wodurch gefährliche Bakterien oder Viren übertragen werden können. Wenn der Kopf steckenbleibt, halb so schlimm, er fällt von selbst in Kürze ab.
(Offenbar: Wie man's macht, ist's falsch).

☞ HINWEIS:

Die „wirklich richtige" Methode ist das Entfernen mit einer speziellen Zeckenzange, die den Körper des Parasiten umgreift und nur an der Bißstelle ansetzt. Dann dreht man leicht nach links und kann die Zecke auf diese Weise bei Mensch oder Tier gefahrlos und ohne Schwierigkeit entfernen. Lebt man in einer zeckenreichen Gegend, dann lohnt sich die Anschaffung einer solchen Spezialpinzette.

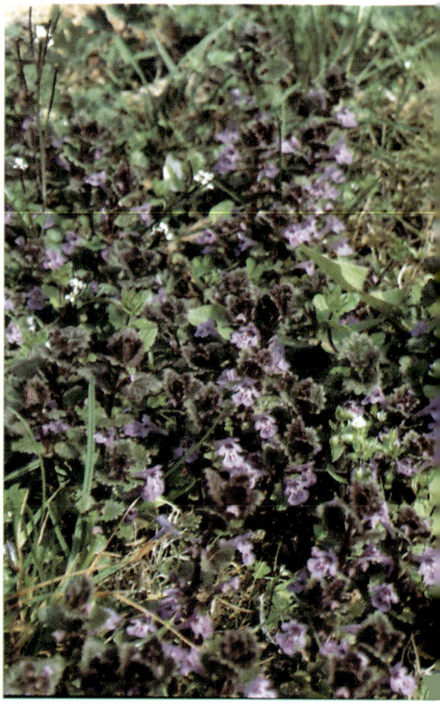

Als Fazit zur Ungezieferbekämpfung wäre zu sagen: Es gibt im Garten, in der Apotheke und im Tierfachhandel zahlreiche Mittel. Die ungefährlichen sind nur eingeschränkt wirksam, wenn sie wirklich effektiv sein sollen, gibt es nichts Harmloses. Betrachten Sie auch „sensationelle Neuigkeiten" kritisch.

Unruhe, Nervosität

Tee aus Zitronenmelisse (s. Seite 79) oder zerkleinerte Blättchen der Zitronenmelisse füttern.
Tee aus der Passionsblume *(Passiflora incarnata)*: 1 Eßlöffel mit ½ Liter kochendem Wasser überbrühen, 15 Minuten ziehen lassen, absieben, mit Honig süßen.

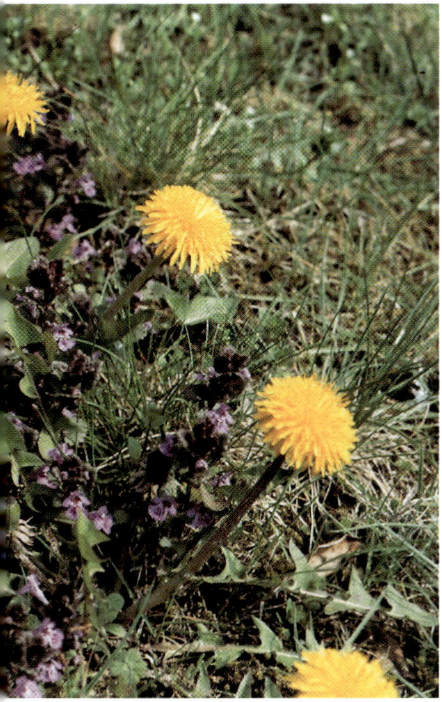

Gundermann oder Gundelrebe heißt eine alte Zauberpflanze, die Entzündungen heilt.

Besonders unruhig sind zum Beispiel läufige Hündinnen. Aber auch das Neueinstellen, ein Wohnungswechsel oder ein neuer Besitzer bedeuten Streß für ein Tier und erzeugen Unruhe. Wenn möglich, schon vor dem Wechsel mit Passionsblumentee behandeln.

Verdauungsförderung, Verstopfung

Die erste Frage: Wird das Tier artgerecht gefüttert, wozu auch das „Grasfressen" bei Hund und Katze gehört? Zweite Frage: Hat das Tier genügend Bewegung?
Bei länger andauernder Verstopfung den Tierarzt oder Tierheilpraktiker konsultieren!

Zur kurzfristigen Behebung bei Hund und Katze 1 Teelöffel Faulbaumrinde mit ¼ Liter kaltem Wasser übergießen, 12 Stunden ziehen lassen, leicht anwärmen, absieben, süßen. Schmeckt ziemlich scheußlich, aber es soll Tiere geben, die es dennoch nehmen. Wirkt ähnlich wie Sennesblätter oder -schoten. Für Tiere sollten, wenn überhaupt, nur die etwas milder wirkenden Sennesschoten verwendet werden.
Kaninchen, Meerschweinchen oder Hamster sollte man mit Acker- oder Zaunwinde (s. Seite 78) füttern. Das ist auch für alle anderen Tiere zu empfehlen, soweit das ziemlich bittere Kraut gefressen wird.
Gegen Verstopfung hilft auch 1 Teelöffel Süßmandelöl oder 1 Teelöffel bis zu 1 Eßlöffel (je nach Größe des Tieres) Olivenöl.

Homöopathika:

Je nach Indikation und Begleitsymptomen gibt es eine ganze Reihe homöopathischer Arzneien, beispielsweise Nux vomica, Calcium carbonicum, Bryonia usw. Veterinärmedizinischen Rat einholen!

Verletzungen, frische Wunden

Genau wie Menschen können Tiere bei einem Unfall einen Schock erleiden. Dadurch kommt es zu Verlangsamung der Pulsfrequenz und Untertemperatur. Das Tier muß dann warm eingewickelt werden.

Zum Blutstillen können Umschläge aus dem Tee des Ackerschachtelhalms (s. Seite 23), des Gänsefingerkrauts (s. Seite 40) oder der Schafgarbe (s. Seite 44) eingesetzt werden. Als erste Hilfe können z.B. auch zerquetschte Schafgarbenblättchen, zerquetschtes Hirtentäschelkraut (s. Seite 44) oder zerquetschter Gundermann *(Glechoma hederacea)* aufgelegt werden.

Verletzungen, infizierte Wunden, Behandlung von Narben

Zum Reinigen einer verschmutzten Wunde Beinwelltee oder Beinwellsalbe (s. Seite 33). Zum Verhindern von Entzündungen Kamillentee (s. Seite 49).
Zur Desinfektion und zur Beschleunigung der Heilung mit Tee aus dem Echten Salbei auswaschen oder Umschlag machen, ebenfalls mit verdünnter Arnikatinktur oder Arnikatee (s. Seite 25). Besonders problematisch sind Rattenbisse. Das sind kleine, tiefe Wunden, vor allem am Kopf, die stets infiziert sind. Man schneidet die Haare um die Bißstelle ab und desinfiziert die Wunde mehrmals täglich mit Alkohol oder einem anderen Desinfektionsmittel.
Bei schlecht heilenden, infizierten Wunden Waschungen und Kompressen mit Stockrosen-, Eibisch- oder Malventee (s. Seite 62) oder Tee aus der Beinwellwurzel (s. Seite 33), eventuell Behandlung mit Johanniskrautöl (s. Seite 47).
Zur Unterstützung der Wundheilung und zur Behandlung von Narben, beispielsweise nach Operationen oder Kastration, Anwendung von Beinwellsalbe (s. Seite 33) und Ringelblumensalbe (s. Seite 66) am besten im Wechsel.
Siehe auch Abszeß.

Homöopathika:

Hypericum D3 bei Hautabschürfungen, möglichst äußerlich noch mit Johanniskrautöl behandeln. Ledum D4 bei Stichwunden mit spitzen Gegenständen. Calendula D2 innerlich bei verschmutzten, älteren, infizierten Wunden, äußerlich mit Ringelblumentee (s. Seite 66) oder verdünntem Ringelblumenspiritus waschen.

Verletzungen an Bändern, Sehnen und Gelenken, Blutergüsse

Umschläge mit Beinwelltee (s. Seite 33), zur Schmerzstillung Johanniskrautöl auftragen.

Homöopathika:

(Dosierung s. Seite 112): Ruta D4 zur Erstversorgung. Arnica D4, eventuell zusätzlich Hamamelis D3 bei Quetschungen und Blutergüssen. Rhus toxicodendron D6 bei Verstauchung, die sich durch Bewegung bessert. Das Tier „läuft sich ein", Ruhe, Kälte und Überanstrengung verschlimmern die Schmerzen. Calcium fluoratum D6 bei allgemeiner Bänderschwäche, teilweise rassebedingt.

Würmer, siehe Darmparasiten

Zecken, siehe Ungeziefer

Zerrungen, siehe Verletzungen an Bändern, Sehnen und Gelenken

Eibisch und Malve sind altbewährte Schleimdrogen mit vielfältigem Einsatzbereich.

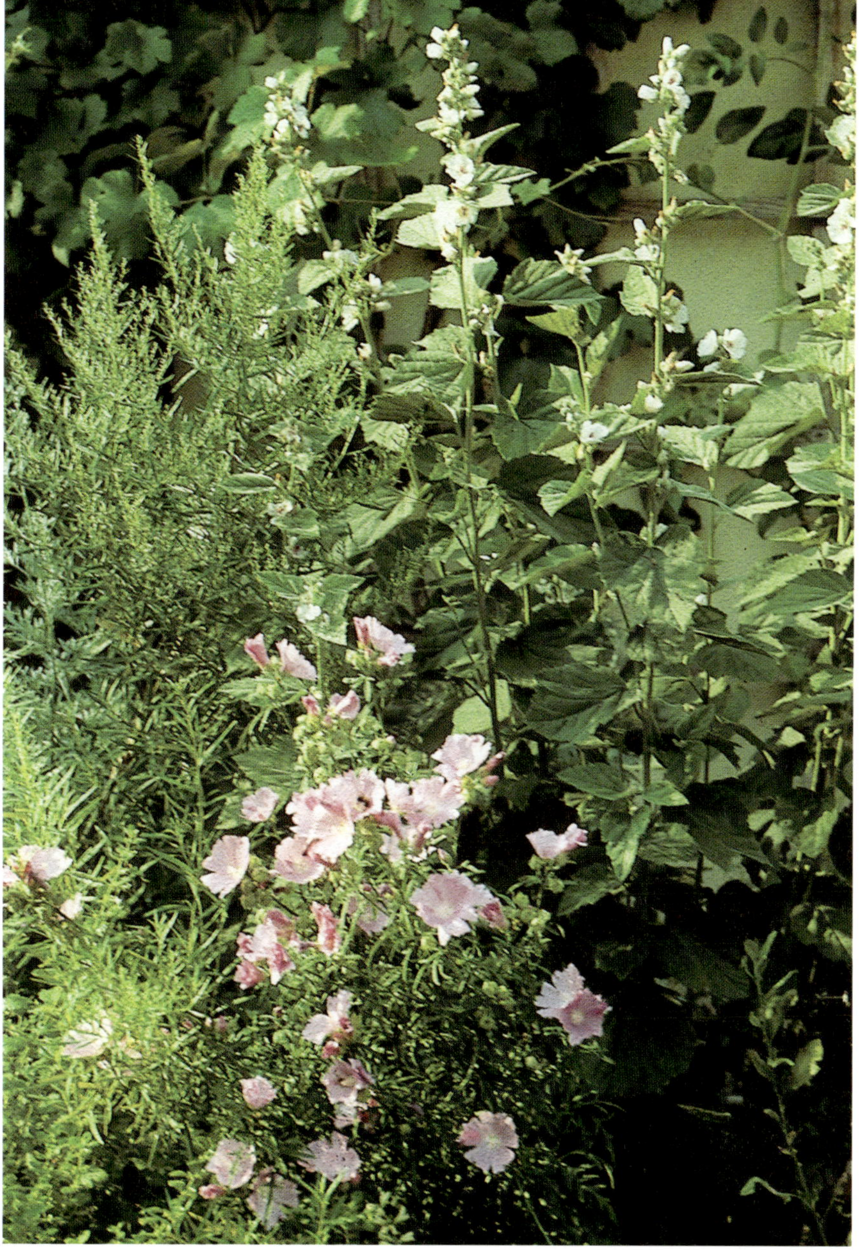

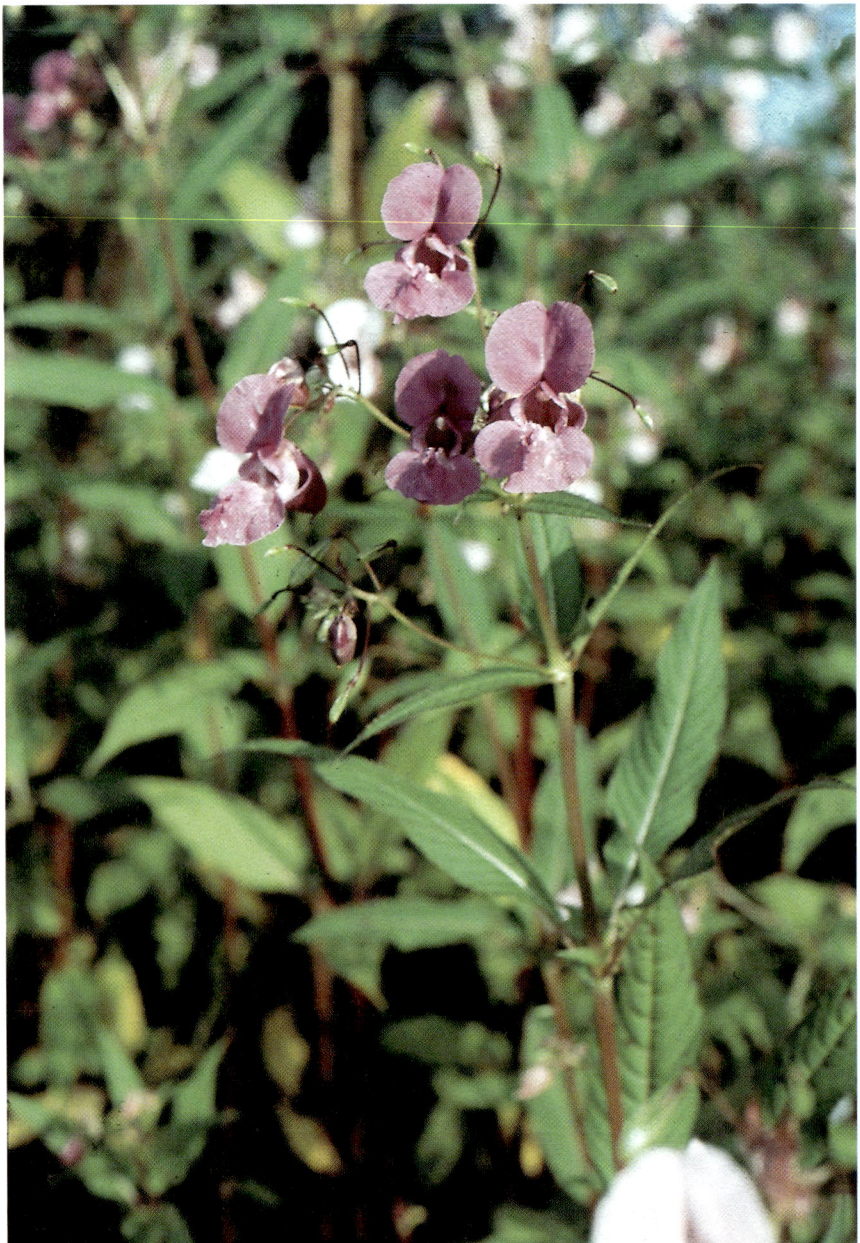

Bach-Blüten für Tiere

Dr. Edward Bach und seine Blütenextrakte

Als der englische Arzt Dr. Edward Bach (1886-1936) durch eine Krebserkrankung körperlich und geistig an die Grenzen seiner Existenz geriet, erkannte er, daß Krankheit mehr ist als die mangelhafte Funktion bestimmter Organe. Nicht das Organ, sondern der Mensch ist krank. Wir nennen diesen Denk- und Therapie-Ansatz heute „ganzheitlich". Er ging aber noch einen Schritt weiter: Nicht der Körper ist krank, sondern ursächlich die Seele. Wir nennen diese Auffassung heute „psychosomatisch".
Auf den Punkt gebracht: Schuld an unseren Krankheiten ist nicht ein Bakterium oder Virus, nicht die Unter- oder Überfunktion einer Drüse, sondern sie entstehen aus unseren Charaktermängeln.
Nicht anders ist es bei den Haustieren, nur daß dabei noch die psychischen Probleme und Charaktermängel des Besitzers mit hineinspielen, so daß dieser sich tunlichst gleich mitbehandeln sollte.
Die Behandlung mit Bach-Blütenextrakten erfordert demnach viel eigenes Engagement, Willen zur Selbsterkenntnis, große Bereitschaft, an sich zu arbeiten, sowie einen kompetenten Therapeuten oder eine engagierte Therapeutin.

Bach-Blütenextrakt vom Drüsigen Springkraut ist gut für gereizte, ungeduldige Tiere (und Menschen).

Das Sichauseinandersetzen mit der Bach-Blütentherapie hat häufig eine auf Gott gerichtete oder esoterische Komponente, besonders bei Menschen, denen unsere heutige Lebensphilosophie zu materialistisch ist. Dieser metaphysische Aspekt muß aber nicht sein. Man kann sich mit Hilfe der Bach-Blüten auch durchaus autark auf dem Boden einer naturwissenschaftlich ausgerichteten Psychologie bewegen.
In der Tierheilkunde erfordert der Einsatz von Bach-Blütenessenzen ein genaues Beobachten des Tieres, ein liebevolles Sichhineinversetzen in die Situation und die Psyche des Tieres. Bach betrachtete Krankheit als „ein Werkzeug, dessen sich unsere eigene Seele bedient, um uns auf unsere Fehler hinzuweisen, um uns daran zu hindern, mehr Schaden anzurichten und um uns auf den Weg der Wahrheit und des Lichts zurückzubringen, von dem wir nie hätten abkommen sollen."
In seinem Werk „Heal Thyself" stellt er die Behandlung und Heilung sehr stark in die Eigenverantwortlichkeit des Patienten. Um dieses Sichverstehen und dieses An-sich-arbeiten zu unterstützen und zu bekräftigen, entwickelte Bach seine Blütenessenzen. Er arbeitete 38 negative Seelenzustände heraus, die durch die Behandlung mit den Essenzen von 38 Pflanzen „hinwegschmelzen wie Schnee an der Sonne". Ein Grundsatz

der Bach-Blütentherapie lautet: „Behandle die Persönlichkeit und nicht die Krankheit". Die körperliche Erkrankung wird im Zuge der positiven Entwicklung des Charakters von selbst geheilt.
Wenn man die Liste der 38 Bach-Blüten studiert, fällt auf, daß kaum solche Pflanzen enthalten sind, die wir als „Heilpflanzen" kennen und verwenden. Aber Bach verwendet die Pflanzen ohnehin nicht wegen ihrer heilsamen Inhaltsstoffe, sondern sie verkörpern bestimmte Charaktereigenschaften des Patienten, an denen er arbeiten soll. Dabei helfen die Essenzen.
Der Ausdruck „Essenz" ist nicht im stofflichen Sinne gemeint, beispielsweise chemisch betrachtet als „stofflicher Auszug", sondern im geistigen Sinne. Das Wesen der 38 Pflanzenarten geht in die jeweilige Essenz über und hilft heilen. Das Bach-Zentrum in England distanziert sich entschieden von der Einführung weiterer Pflanzen in die Therapie. Auch Mischungen betrachtet man mit Vorbehalt, außer den sogenannten „Notfalltropfen", von denen noch die Rede sein wird. Man kann allerdings bei gleichzeitigem Vorliegen mehrerer Krankheiten oder Verhaltensstörungen bis zu sieben verschiedene Essenzen anwenden.
Die Essenzen gibt es in der sogenannten „Stockbottle", einer Vorratsflasche, zu kaufen; sie sind praktisch unbegrenzt haltbar.

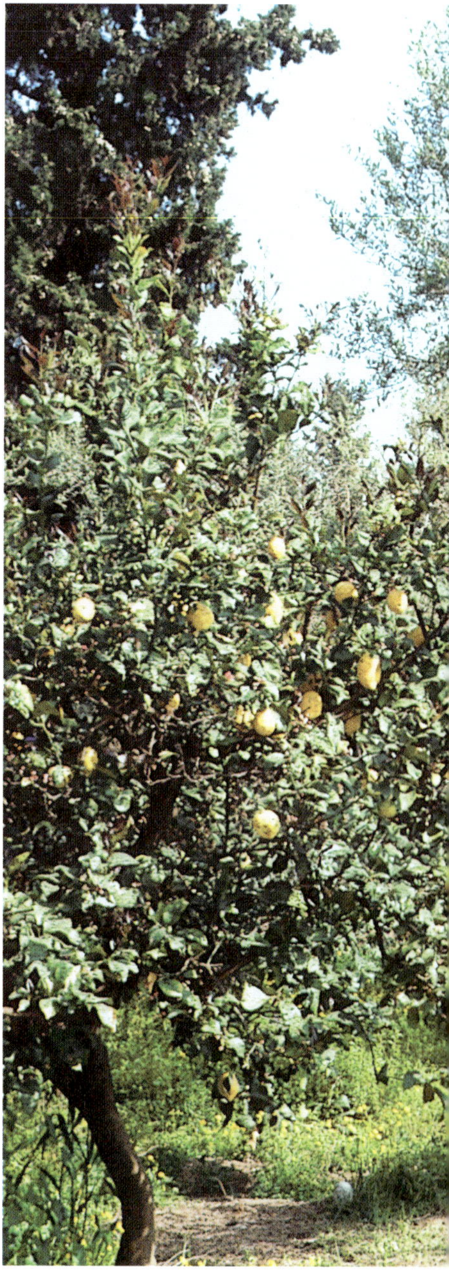

Mit Bach-Blütenextrakt aus den Blüten des Ölbaums werden total erschöpfte Tiere behandelt.

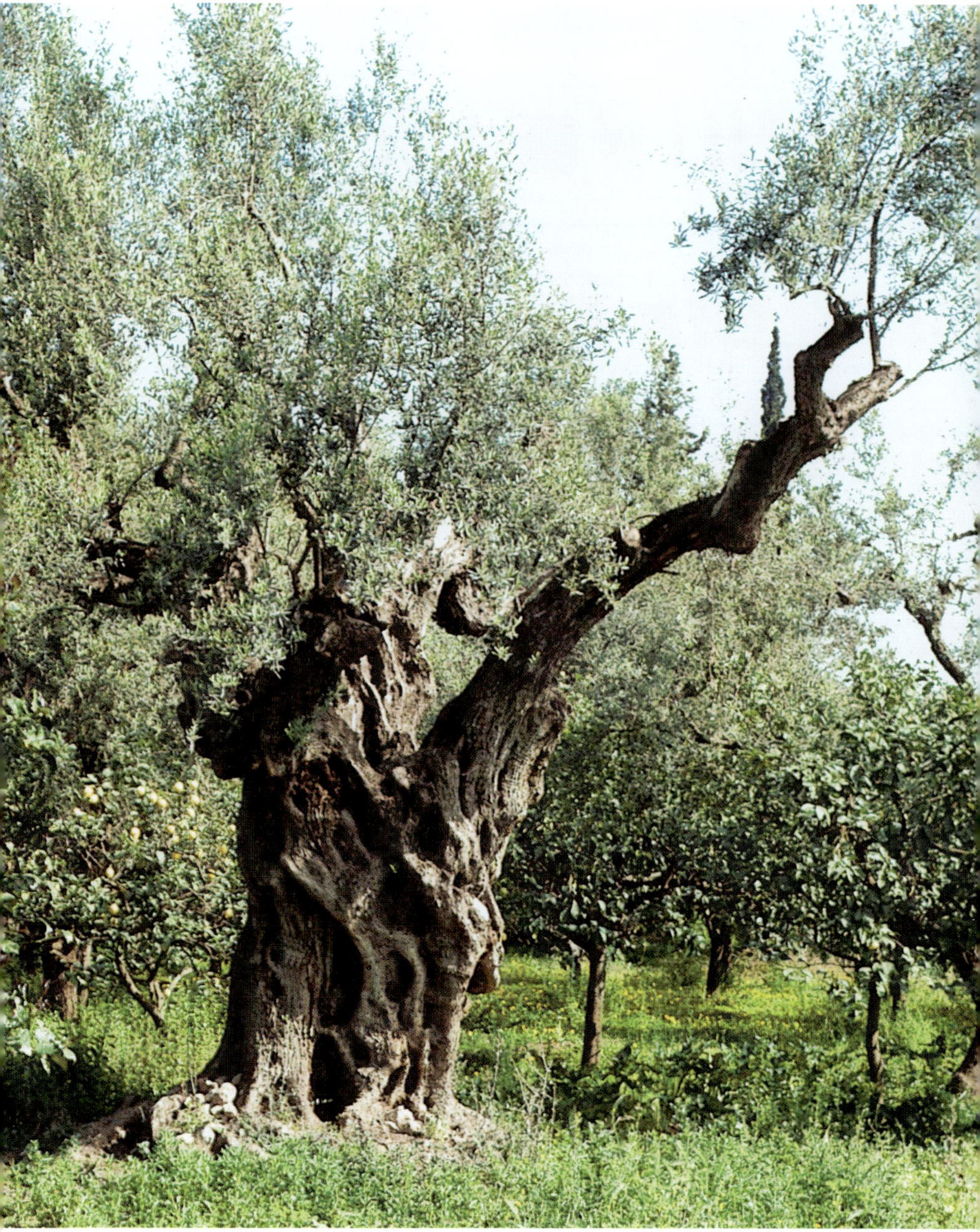

Dosierung und Verabreichung von Bach-Blüten

Das Konzentrat aus der Stockbottle wird verdünnt. 2 Tropfen der Essenz kommen auf 10 ml kohlensäurefreies Mineralwasser. Nachdem im allgemeinen die Behandlung über einen längeren Zeitraum durchgeführt wird, empfiehlt es sich, diese Verdünnung in einem braunen Tropffläschchen aus der Apotheke auf Vorrat anzusetzen. Wenn in den folgenden Ausführungen der Begriff „Vorratsfläschchen" gebraucht wird, ist diese Verdünnung gemeint, für die Originalflasche wird der Begriff „Stockbottle" verwendet.
Viermal täglich werden 4 Tropfen der Verdünnung gegeben: morgens, mittags, vor der abendlichen Fütterung und vor der Nachtruhe. Die Tropfen können mit dem Futter oder mit dem Trinkwasser gegeben werden oder mit einer Einmalspritze ohne Nadel direkt auf die Mundschleimhaut. Die Dosierung ist bei allen Tieren gleich, ob groß oder klein. Das unterscheidet die Bach-Blüten prinzipiell von dosisabhängiger Medikation mit heilsamen Wirkstoffen.
Ganz deutlich: Bach-Blüten verkörpern ein geistiges Prinzip des Heilens. Bei schweren Erkrankungen und Verletzungen gibt man die Tropfen alle 5 Minuten. In solchen Fällen sind die „Rescue Remedy"- oder Notfalltropfen (s. Seite 43) zu empfehlen. Diese können auch als Umschläge bei Verletzungen gegeben werden.
Sehr intensiv hat sich die Tierheilpraktikerin Renate Edelmann, Bayreuth, mit Bach-Blüten für Tiere auseinandergesetzt (s. a. Literatur Seite 154). Sie rät bei dringenden Notfällen zu Gaben alle 5 Minuten direkt aus dem Vorratsfläschchen, bei schweren, länger bestehenden Krankheiten alle 2 bis 3 Stunden. Wenn das Tier nicht schlucken kann, benetzt man die Lippen mit den Tropfen oder streicht sie auf die Stirn und hinter die Ohren. Wenn Sie sich eingehender mit Bach-Blüten für Tiere befassen wollen, sollten Sie einen Tierarzt oder Tierheilpraktiker aufsuchen, der Erfahrung mit dieser Therapie hat. Die Anschriften erfahren Sie beim Dachverband für Bach-Blütentherapie (s. Seite 155).

Die Bach-Blüten und der ihnen zugeordnete Charakter

Die Einnahme der Bach-Blüten hilft, den blockierten Zustand negativer Charaktereigenschaften und Verhaltensweisen zu lösen. Aber bedenken Sie: Der Charakter verkehrt sich nicht in sein Gegenteil. Aus einem despotischen Tyrannen wird niemals ein sanftes Streicheltier, aber eventuell ein vernünftiger Partner, der seine Grenzen akzeptiert. Das ist jeweils als „Ziel" dargestellt. Die der Verhaltensstörung entsprechende Bach-Blüte allein genügt aber nicht zur Änderung des Charakters. Auch wir Menschen müssen unser Verhalten der gegebenen Störung des Tieres anpassen: Ein unter-

Die Gauklerblume (gelb blühend) ist keine Heilpflanze im üblichen Sinne. Nach E. Bach hilft sie bei Schüchternheit und Angst.

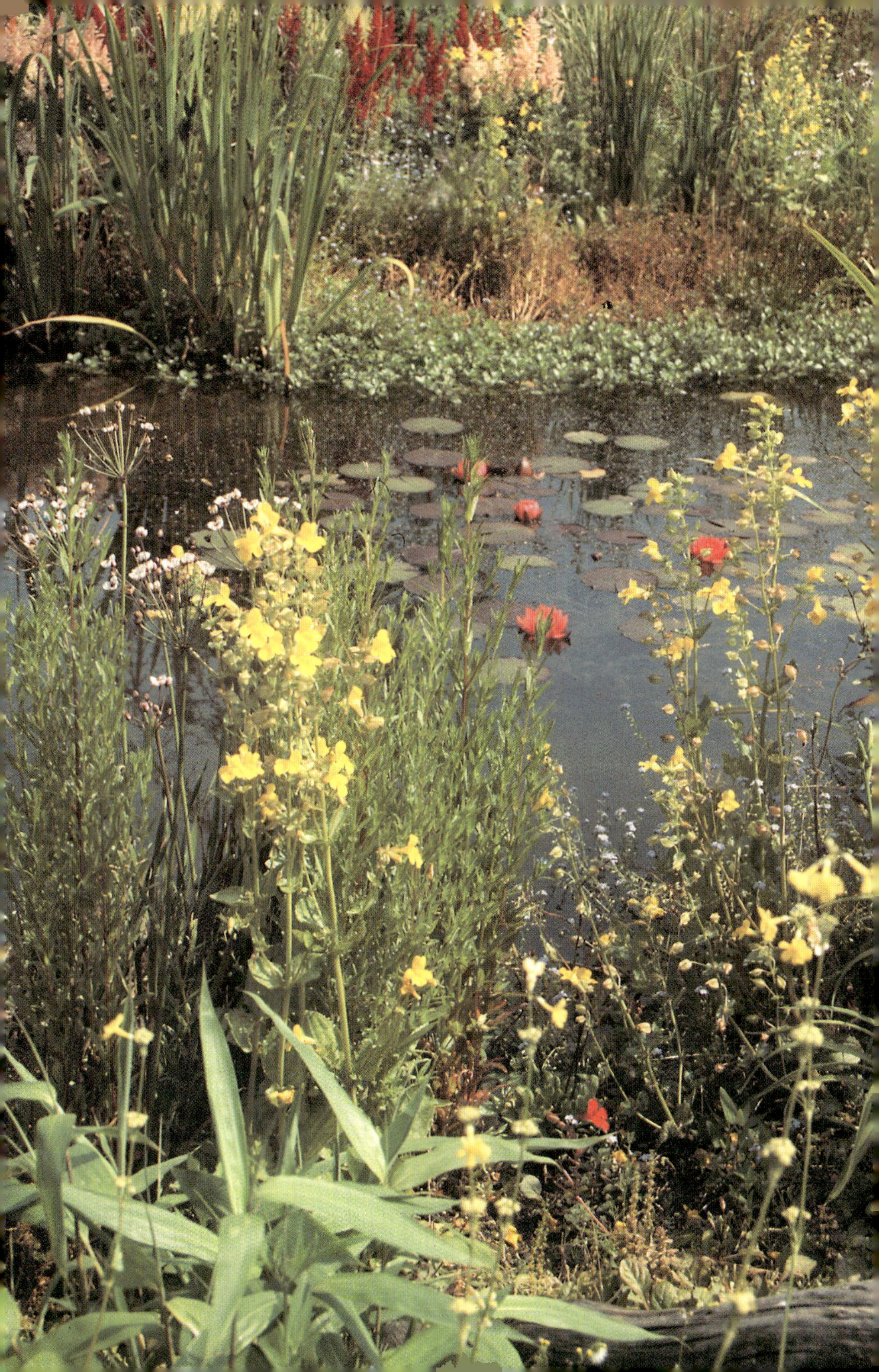

würfiges Tier mit mangelndem Selbstvertrauen beispielsweise wird sich durch Pine-Essenz nicht ändern, wenn wir ihm weiterhin Angst einjagen und Schuldgefühle vermitteln. Deshalb werden auch Hinweise gegeben, wie der Mensch mit dem Tier umgehen soll.
Bach-Blüten sind an sich für die Charaktermängel des Menschen konzipiert, aber Tiere haben in vielerlei Hinsicht ein ähnliches Gefühlsleben wie wir, besonders wenn sie eng mit uns zusammenleben.
Bei den nachfolgend aufgeführten Bach-Blüten wird jeweils zuerst der englische, dann der deutsche und in Klammer der wissenschaftliche Name genannt.

Agrimony, Odermennig
(Agrimonia eupatoria)

Für Tiere mit innerer Unruhe und Verkrampfung, die sich aber die Überforderung nicht anmerken lassen.
Ziel: Innere Ruhe, echte Heiterkeit.

Aspen, Zitterpappel
(Populus tremula)

Die Tiere sind ängstlich ohne ersichtlichen Grund, häufig wetterfühlig.
Ziel: Mut bei Unvorhergesehenem.

Beech, Rotbuche
(Fagus sylvatica)

Tiere mit starkem Dominanzstreben, wenig kontaktfreudig.
Ziel: Toleranz, Frieden schließen mit sich und anderen.

Centaury, Tausendgüldenkraut
(Centaurium erythraea)

Unterwürfige, leicht beeinflußbare Tiere, „Fußabtreter" für andere.
Ziel: Mehr Selbstbewußtsein. Die Eigenverantwortlichkeit sollte gestärkt werden. Der Mensch darf diese Tiere auf keinen Fall demütigen.

Cerato, Bleiwurz
(Ceratostigma willmottianum)

Kein „artgerechtes" bzw. „rassegerechtes" Verhalten, sondern ganz auf die Wünsche des Herrn oder der Herrin ausgerichtet.
Ziel: Mehr Selbstvertrauen in die eigenen inneren Impulse. Dafür muß dem Tier die nötige Freiheit gelassen werden.

Cherry Plum, Kirschpflaume
(Prunus cerasifera)

„Inneres Pulverfaß", Situation kurz vor dem Nervenzusammenbruch.
Ziel: Zusammenfassen der ungezügelten Kräfte, Vertrauen in den eigenen Instinkt stärken.

Chestnut Bud, Knospe der Roßkastanie
(Aesculus hippocastanum)

Für zerstreute, unkonzentrierte Tiere, die immer wieder die gleichen Fehler machen.
Ziel: Mehr Aufmerksamkeit und Konzentration. Das muß mit dem Tier geübt werden.

Chicory, Wegwarte
(Cichorium intybus)

Für herrschsüchtige, besitzergreifende, überfürsorgliche Tiere, die sich durch übertriebenes Gehabe immer wieder in den Vordergrund spielen, kurzum rechte „Nervensägen".
Ziel: Mehr Zurückhaltung.

Clematis, Weiße Waldrebe
(Clematis vitalba)

Für verträumte, phlegmatische Tiere, die unaufmerksam für die Realität sind.
Ziel: Freundliche, aktive Zuwendung zur Realität.

Crab Apple, Holzapfel
(Malus sylvestris)

Fühlt sich nicht wohl in seiner Haut, was sowohl körperlich als auch im übertragenen Sinn gemeint ist, nagt, kratzt und zupft an Fell oder Federn.
Ziel: Reinlichkeit, Wohlbefinden.
Crab-Apple-Essenz ist allgemein ein Mittel zur Umstimmung, z.B. bei Stoffwechsel- und Infektionskrankheiten.

Elm, Ulme
(Ulmus procera)

Starke Tiere mit einem Hang zum „Perfektionismus", die aus unerfindlichen Gründen, zum Beispiel Überforderung, ihren Aufgaben nicht gewachsen sind.
Ziel: Vertrauensvolle Selbstsicherheit. Erholungsphasen einplanen und den Per fektionismus mildern.

Gentian, Herbstenzian
(Gentiana amarilla)

Für mißtrauische Tiere, die sich leicht entmutigen lassen. Was einmal gelernt ist, wird leicht wieder verlernt.
Ziel: Mehr Offenheit und Optimismus.

Gorse, Stechginster
(Ulex europaeus)

Für hoffnunglose, resignierte, deprimierte Tiere, wie es oft bei chronischen Krankheiten der Fall ist.
Ziel: Vermitteln von Hoffnung.

Heather, Heidekraut
(Calluna vulgaris)

Selbstbezogen, spielt sich in den Vordergrund, kann nicht allein sein, zu partnerschaftlichen Beziehungen nicht fähig.
Ziel: Situationsgerechtes, partnerschaftliches Verhalten.

Holly, Stechpalme
(Ilex aquifolium)

Für eifersüchtige, agressive und boshafte Tiere.
Ziel: Stärkung des Selbstwertgefühls.

Honeysuckle, Geißblatt
(Lonicera caprifolium)

Kann sich nicht an neue Gegebenheiten gewöhnen, Heimweh, Sehnsucht nach „verlorenem Glück".
Ziel: Neue Lebensfreude, jetzt und hier das Leben mit positiver Grundstimmung meistern.

Hornbeam, Weißbuche
(Carpinus betulus)

Für Tiere mit Antriebsschwäche, vor allem bei oder nach Krankheiten oder bei nicht artgerechter Haltung.
Ziel: Das Interesse wecken an dem, was das Leben zu bieten hat.

Impatiens, Drüsiges Springkraut
(Impatiens glandulifera)

Für gereizte, ungeduldige, angespannte Tiere, die nicht dürfen, was sie gerne möchten.
Ziel: Auflösung der inneren Disharmonie und Ungeduld. Der Tierhalter muß dem Tier mehr Freiheit lassen, für Entspannung sorgen, auf artgerechte und rassegerechte Haltung achten.

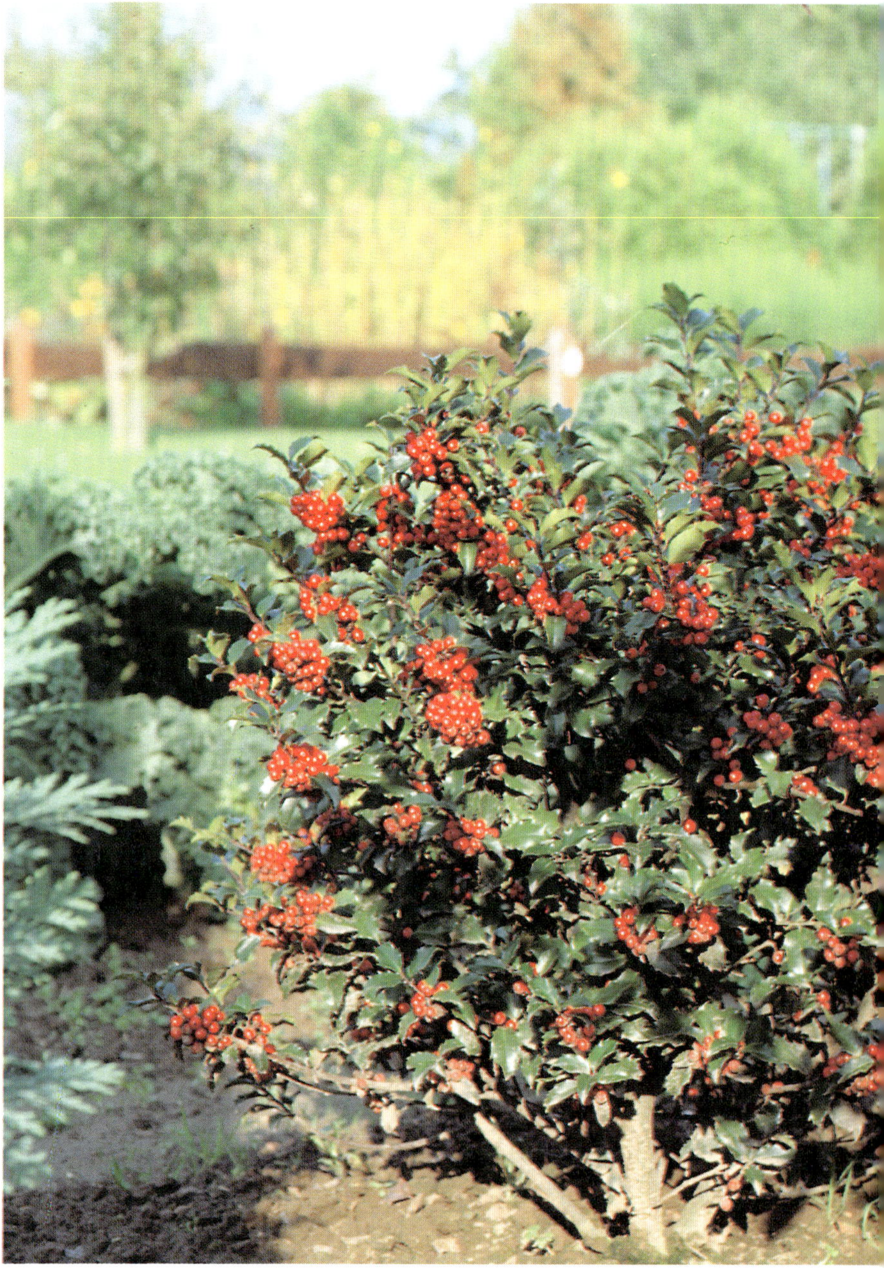

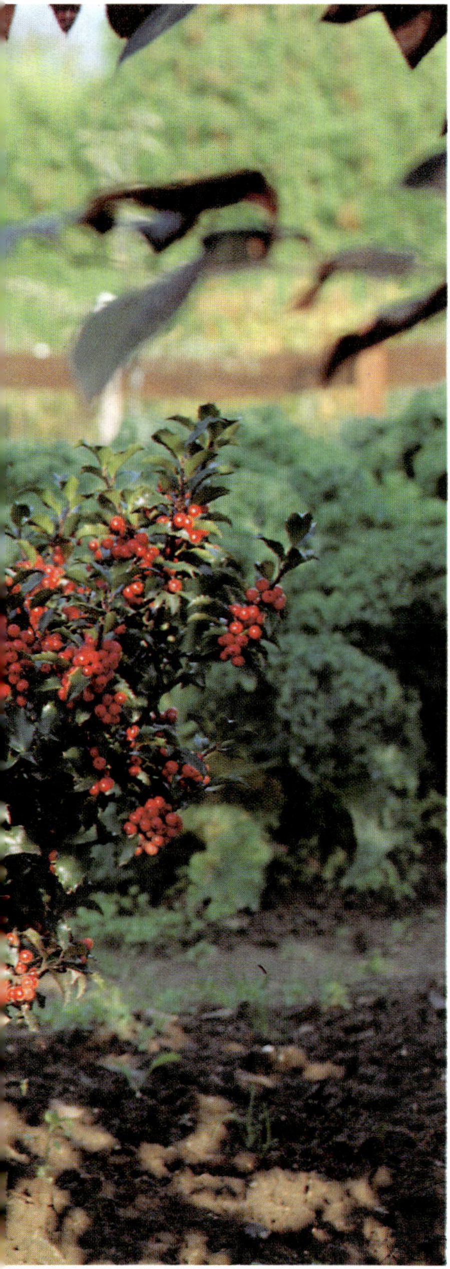

Larch, Lärche
(Larix decidua)

Mangel an Selbstvertrauen, ständiges Gefühl der Unterlegenheit.
Ziel: Mehr Selbstvertrauen. Selbstwertgefühl stärken, loben und belohnen, wenn eine Aufgabe gemeistert ist.

Mimulus, Gauklerblume
(Mimulus guttatus)

Für schüchterne, meist friedfertige Tiere, die Angst vor konkreten Situationen oder bestimmten Menschen haben, im Gegensatz zur undefinierbaren Angst des „Aspen"-Charakters.
Ziel: Mehr Lebensmut. Man soll dem Tier die Furcht nehmen durch behutsames Gewöhnen an die angstmachende Situation.

Mustard, Wilder Senf
(Sinapis arvensis)

Für Tiere, die zu plötzlichen depressiven Zuständen, Interesselosigkeit und Appetitlosigkeit neigen, also das, was man bei Menschen „Weltschmerz" nennt.
Ziel: Ausgeglichenheit, Überwinden von Frust und Schwermut.

Oak, Eiche
(Quercus robur)

Für tapfere, zähe Tiere, die sich keine Schwachheit anmerken lassen.
Ziel: Lösen von psychischen und körperlichen Spannungen, mehr Kontaktfreude.

Die Stechpalme ist ein immergrünes Gartengehölz, dessen Bach-Blütenessenz für eifersüchtige, aggressive Tiere (oder Menschen) konzipiert ist.

Olive, Blüten des Ölbaums
(Olea europaea)

Für total erschöpfte Tiere.
Ziel: Psychische und körperliche Umstimmung.

Pine, Schottische Kiefer
(Pinus sylvestris)

Für unterwürfige Tiere, die aufgrund schlechter Erfahrungen frustriert sind.
Ziel: Mehr Selbstvertrauen. Diese Tiere brauchen viel Anerkennung, aber auch artgerechte Haltung im Sinne einer gewissen Distanz vom Menschen und dessen ungelösten Problemen.

Red Chestnut, Rote Kastanie
(Aesculus x carnea)

Für Tiere mit übertriebenem Fürsorgeverhalten, z.B. für die Besitzerfamilie oder die eigenen Jungen.
Ziel: „Loslassen", aber der Mensch sollte dem Tier Aufgaben zuweisen, die seinem sozialen Engagement entsprechen.

Rock Rose, Gelbes Sonnenröschen
(Helianthemum nummularium)

Für Tiere mit immer wieder auftretenden Panikgefühlen oder bei bedrohlichen körperlichen oder psychischen Zuständen, z.B. bei schweren Erkrankungen.
Ziel: Genesung, „gesundes", mutiges Lebensgefühl.

Rock Water, Wasser aus Heilquellen
(Aqua petra)

Für verbissene, disziplinierte Tiere, die sich nicht gerne anfassen lassen.
Ziel: „Loslassen", aber man sollte respektieren, daß dieses Geschöpf nicht zum „Schmusetier" geschaffen ist.

Scleranthus, Einjähriger Knäuel
(Scleranthus annuus)

Für unschlüssige, launisch wirkende Tiere, bei denen man das Gefühl hat, ihnen fehle die instinktive Sicherheit.
Ziel: Flexibilität bei instinktiver Ausgeglichenheit.

Star of Bethlehem, Doldiger Milchstern
(Ornithogalum umbellatum)

Für Tiere, die einen Schock (z.B. Besitzerwechsel), Mißhandlung oder eine Krankheit nicht überwinden können.
Ziel: Trost, Frieden. Mit solchen Tieren muß der Halter besonders freundlich umgehen und seine Zuverlässigkeit beweisen.

Sweet Chestnut, Edelkastanie
(Castanea sativa)

Für Tiere, die nach langer Krankheit oder üblen Lebensbedingungen tief verzweifelt sind.
Ziel: Fähigkeit, Änderungen zu akzeptieren. Dem Tier helfen, daß es das Leben wieder lebenswert findet.

Vervain, Eisenkraut
(Verbena officinalis)

Für lebhafte, anspruchsvolle Tiere, die sehr häufig mit Marotten und Unarten reagieren.
Ziel: Fröhlichkeit, Toleranz, etwas mehr Disziplin. Diese Tiere brauchen viel Zuwendung, aber auch eine zuverlässige Planung des Tagesablaufs.

Vine, Weinrebe
(Vitis vinifera)

Für despotische Tiere, die sich immer in den Vordergrund spielen. Vergessen Sie nicht: Das Alpha-Tier, wie man es in der Verhaltenslehre ausdrückt, sollten Sie sein und nicht Ihr Hund oder Ihr Pferd.
Ziel: Partnerschaftliche Beziehung, dabei aber das Tier auf keinen Fall demütigen.

Walnut, Walnuß
(Juglans regia)

Zum Verarbeiten eines einschneidenden Wechsels aber auch zum besseren Umgewöhnen.
Ziel: Mehr Anpassungsfähigkeit, aber für solche Tiere sind ein verläßlicher Tagesablauf und verläßliche Beziehungen wichtig.

Water Violet, Sumpfwasserfeder
(Hottonia palustris)

Für zurückhaltende, unaufdringliche Tiere, die sich nicht einmal für gutes Futter begeistern können.
Ziel: Mehr Anpassungsfähigkeit, fröhliche Erlebnisse in den Tagesablauf einbauen.

White Chestnut, Roßkastanie
(Aesculus hippocastanum)

Für ängstliche, verkrampfte, unruhige Tiere.
Ziel: Entspannung, lebhafte Ausgeglichenheit.

Wild Oat, Wald-Trespe
(Bromus ramosus)

Für unzufriedene, gelangweilte Tiere, meist von Jugend an Einzelgänger, die ihre Energien nicht ausleben können oder dürfen.
Ziel: Durchbrechen der inneren Blockade, wofür ein Mensch mit positiven Führungsqualitäten nötig ist, der dem Tier die angemessenen Aufgaben zuteilt.

Wild Rose, Heckenrose
(Rosa canina)

Für apathische, trübsinnige Tiere, die vor der Krankheit oder den Lebensverhältnissen resigniert haben.
Ziel: Selbstsicherheit, Heraushelfen aus dem „tiefen Loch".

Willow, Gelbe Weide
(Salix vitellina)

Für Tiere, die beleidigt und nachtragend sind.
Ziel: Mehr Vertrauen zum Leben und zum Tierhalter. Dafür muß man dem Tier beweisen, daß es anerkannt wird.

Rescue Remedy, Notfalltropfen

Sie haben die Bedeutung eines Herztonikums, also eines allgemeinen Stärkungsmittels. Sie sollen bei Unfällen, Schockzuständen oder lebensbedrohenden Erkrankungen gegeben werden, Dosierung (s. Seite 136). Sie sind eine Kombination aus fünf Blüten: Clematis, Star of Bethlehem, Rock Rose, Impatiens und Cherry Plum.
Es gibt inzwischen viele Menschen, jung und alt, auch Tierhalter, die für sich selbst oder für ihr Tier stets ein Fläschchen Rescue Remedy für den Notfall bei sich tragen.

Bezugsquellen für die Bach-Blüten siehe Seite 155.

Behandlung von Krankheiten und Verhaltensstörungen mit Bach-Blüten

Es kann nichts schiefgehen, wenn Sie aufgrund der folgenden exemplarischen Ratschläge Ihrem Tier (und vielleicht auch sich selbst) Bach-Blüten verabreichen. Die Essenzen werden mit ihren englischen Originalnamen benannt.
Aber bedenken Sie: Bei der Auswahl der Bach-Blüten muß der Gemütszustand des Patienten beachtet werden. Bei gleicher organischer Krankheit braucht ein wildes, selbstbewußtes Tier eine andere Essenz als ein schwaches, ängstliches Tier. Außer den Blütenextrakten setzt Bach auch Wasser aus Heilquellen ein. Er nennt es Rock Water = Felswasser.

Angst, Furcht, Ängstlichkeit

Das kann sich auf unterschiedliche Art zeigen und wird dann auch jeweils mit einer anderen Essenz behandelt. Auch die anzustrebenden Verhaltensziele wären dabei jeweils ein wenig anders.
Aspen, wenn Ihr Tier sich vor neuen Situationen oder Fremden fürchtet.
Mimulus, bei definierter Furcht vor bestimmten Situationen.
Rock Rose, bei Panik und Schock aus Angst.
Cherry Plum oder Holly, wenn das Tier aus Angst beißt. Gleichzeitig muß dem Tier immer wieder bewiesen werden, daß sein Vertrauen gerechtfertigt ist und belohnt wird.
Wild Rose, wenn die Angst in Hoffnungslosigkeit übergegangen ist. Gleichzeitig muß das Tier immer wieder in seiner Selbstsicherheit bestärkt werden, und es muß lernen, seine Kräfte zu mobilisieren.

Atemwegserkrankungen, Asthma

Centaury, wenn das Tier zu extremer Unterwürfigkeit neigt, gleichzeitig Stärkung des Selbstvertrauens.
Cherry Plum, zum Hustenstillen.
Rescue Remedy oder Holly, bei Asthmaanfällen.
Rescue Remedy, auch bei trockenem, krampfartigem Husten.
Centaury, Clematis, Larch oder Olive, zur Abwehrsteigerung.

Agressivität

Cherry Plum, bei gleichzeitiger Stärkung des Vertrauens.
Scleranthus, wenn das Tier stets unschlüssig ist, bei gleichzeitiger Stärkung der inneren Balance.
Holly, bei Neigung zu heftiger Wut und unkontrollierten Angriffen, z.B. auf andere Haustiere oder ein Baby.

Antriebsschwäche

Hornbeam, wenn das Tier nach einer schweren Krankheit geschwächt ist.

Erkältungen

Centaury bei schwachen, freudlosen Tieren (s. a. Atemwegserkrankungen).

Entzündungen

Holly, wenn das Tier zu häufig wiederkehrenden Entzündungen neigt.

Federrupfen

Mustard, gleichzeitig sich mehr mit dem Tier beschäftigen, damit es Interesse am Leben gewinnt.

Fieber

Diese an sich natürliche Reaktion auf Infektionen ist manchmal bei Tieren schwer zu behandeln:
Walnut, wenn das Fieber immer wieder auftritt.
Holly, wenn es plötzlich ohne deutlich erkennbare Erkrankung auftritt.

Gelenkschmerzen, rheumatische Beschwerden

Hornbeam, wobei man gleichzeitig versuchen muß, dem Tier wieder Freude am Leben zu vermitteln.
Hornbeam oder Olive, wenn die Gelenkbeschwerden auf eventuell angeborener Bindegewebsschwäche beruhen.
Agrimony, wenn die Schmerzen von körperlicher Überlastung kommen, beispielsweise beim Sport. Es sind oft innerlich unruhige, aber tapfere Tiere, die sich fröhlicher geben, als sie sind. Man muß ihnen zu innerer Gelassenheit verhelfen (z.B. indem man selbst diese Eigenschaft ausstrahlt).
Olive, bei körperlicher und psychischer Erschöpfung.
Oak, bei Muskelverspannungen: Das Tier braucht fröhliche Spiele, um sich zu entspannen.
Rescue-Remedy-Salbe (s. Hautkrankheiten) zum Einreiben oder auch zur Massage.

Geschlechtsorgane, Geburt, Deckakt

Walnut, vor der ersten Geburt.
Olive, zur Vorbereitung der Geburt.
Star of Bethlehem, für die Jungtiere.
Aspen, bei schlechten Erfahrungen mit dem Deckakt.
Scleranthus, wenn das Tier nicht aufnimmt.
Rescue-Remedy-Salbe (s. Hautkrankheiten), bei Milchstau.
Wild Oat, bei übersteigertem Sexualtrieb.

Hautkrankheiten, Ekzeme, Furunkel

Crab Apple, um Stoffwechselgifte zu beseitigen, gleichzeitig Reinlichkeit beim Tier fördern durch sorgfältige Fell- oder Gefiederpflege.
Centaury, Chicory und Clematis sind ebenfalls geeignet.
Crab Apple, gegen Allergien bei sensiblen Tieren oder Holly, bei eifersüchtigen, zu Wutausbrüchen neigenden Tieren.
Agrimony, wenn das Tier ständig an den Pfoten oder sonstigen Körperteilen nagt und leckt.
Crab Apple, bei Räude und Milben als unterstützende Behandlung, ebenso bei Mykosen (Pilzerkrankungen).
Rescue-Remedy in Form von Salbe, bei schweren Hautproblemen. Diese Salbe kann auch selbst hergestellt werden, indem man 4 Tropfen der Essenz mit einem walnußgroßen Stückchen einer neutralen Salbengrundlage vermischt.

Herz-Kreislauf-Erkrankungen

Aspen, bei nervösen Herzbeschwerden ängstlicher Tiere, gleichzeitig Stärkung des Selbstvertrauens.
Heather, bei Tieren, die sich immer in den Vordergrund spielen.
Olive, bei Herz-Insuffizienz.
Star of Bethlehem oder Rescue-Remedy, bei Schock oder Ohnmacht. In diesem Fall Tropfen auf die Lippen streichen.

Husten, siehe Atemwege

Infektionskrankheiten

Crab Apple, als Vorsorge und zur Stärkung der Abwehr.
White Chestnut, bei immer wiederkehrenden Infektionen ängstlicher, beunruhigter Tiere. Gleichzeitig durch regulären, verläßlichen Tagesablauf für Ausgeglichenheit sorgen.
Olive, bei starker Anfälligkeit aufgrund eines allgemeinen Erschöpfungszustandes.

Kränklichkeit, Neigung zu ständigem Kranksein

Clematis, für verträumte, ständig geistesabwesende Tiere.
Gentian, wenn bei einer Krankheit ständig Rückfälle auftreten.
Gorse, wenn das Tier durch chronische Krankheiten entmutigt ist, gleichzeitig Vermitteln von Spaß und Lebensfreude.
Oak, bei schweren, langwierigen, kräftezehrenden Krankheiten.
Wild Rose, bei allgemein schwacher Gesundheit und bei unklaren Symptomen.
Wild Oat, wenn der Organismus zu schwach ist zum Ausheilen der Krankheit.

Krämpfe

Rescue Remedy, Cherry Plum, Impatiens, letzteres vor allem bei ungeduldigen, leicht reizbaren Tieren.

Leber-Galle-Erkrankungen

Crab Apple, zum Entgiften.

Magen-Darm-Erkrankungen

Rock Rose, bei immer wiederkehrenden, schwer beeinflußbaren Beschwerden, vor allem wenn man vermutet, daß in dem Tier tiefsitzende, unverarbeitete Panikgefühle stecken, gleichzeitig dem Tier Mut machen.

Mißhandlung

Aspen, damit das Tier die Folgen überwindet und sich die Angst nicht festsetzt.
Centaury oder Cerato, wenn das Tier sehr unterwürfig ist und wenig Selbstvertrauen hat.
Willow, um dem Tier zu helfen, jahrelange Quälereien zu überwinden.

Nervosität, Unruhe

Beech, bei leicht erregbaren Tieren, die sich in Gesellschaft des Menschen nicht wohl fühlen.
Agrimony, bei unruhigen Tieren, die ständig am eigenen Körper kratzen, lecken und nagen.
Scleranthus bei nächtlicher Unruhe und Launenhaftigkeit.
Aspen, bei ängstlichen Tieren.
Cherry Plum, bei Neigung zu überschießenden Reaktionen.

Nieren- und Blasenleiden

Crab Apple, zur Stoffwechsel-Umstimmung und Förderung der Ausscheidung.
Mimulus, bei Anfälligkeit.
Olive, zur allgemeinen Kräftigung und damit zu einer Verbesserung der Nierenleistung.

Parasiten

Crab Apple, zur allgemeinen Kräftigung der Widerstandsfähigkeit.
Centaury, um das Selbstbewußtsein des Tieres zu stärken. Tiere, die sich „weit unten" auf der Stufenleiter der Rangord-

nung fühlen, werden stark von Außenparasiten und auch von Würmern geplagt.

Rheuma, siehe Gelenkschmerzen

Schmerzen

Rescue Remedy ist bei Schmerzen niemals falsch.
Holly, bei plötzlichen und heftigen Schmerzen.

Sport

Hier richtet sich die Auswahl der Essenz besonders stark nach dem Charakter des Tieres, also speziell, wie es mit hohen Anforderungen und Streß umgeht. Dazu nur wenige Beispiele:
Elm, wenn ein eigentlich starkes, zu Perfektionismus neigendes Tier auf einmal versagt.
Gentian oder Wild Chestnut, für Tiere, die beim Mißlingen von Aufgaben schnell entmutigt sind.
Oak, für Tiere, denen man Überlastung nicht anmerkt.
Larch, für Tiere, die sich gegen Neues und gegen Anstrengungen sträuben.
Heather, um die Lernfähigkeit zu steigern.
Olive, vor starken Belastungen.

Sterbehilfe

Rescue Remedy oder Gorse.

Störungen beim Wasserlassen

Cherry Plum, bei unkontrolliertem nächtlichem Wasserlassen.
Beech, für Tiere, die immer wieder in der Wohnung pinkeln („Protestpinkeln"), weil ihnen egal ist, was der Mensch von ihnen verlangt.
Gentian, wenn sich das Tier mit dem Wunsch des Menschen nach Reinlichkeit überfordert fühlt und bei auftauchenden Problemen nicht mehr stubenrein ist.

Umstimmung

Dieser Begriff kommt in den meisten Naturheilverfahren vor und umschreibt eine Veränderung der Reaktionslage und des Stoffwechsels, so daß Abwehrkräfte gegen Krankheiten mobilisiert werden. Umstimmung ist häufig nach massiven Therapien mit Antibiotika, Hormonen oder Kortison wünschenswert.
Crab Apple, bei gleichzeitig besonders sorgfältiger Körperpflege.
Olive, bei Tieren, die durch Krankheit oder Überforderung erschöpft sind.

Unfall

Rescue Remedy, Rock Rose.

Vergiftungen

Rescue Remedy, alle 5 Minuten 10 Tropfen bis zur Behandlung durch den Tierarzt.

Verhaltensstörungen, unterstützende Maßnahmen zur Verhaltensänderung

Dies ist ein besonderer Schwerpunkt für den Einsatz von Bach-Blüten. Viel Verständnis und Einfühlungsvermögen sind notwendig. Jeder Bach-Blüte ist ein bestimmtes Verhaltensmuster zugeordnet. Diese negativen Verhaltensmuster und die zugehörigen Verhaltensziele sind auf Seite 136 ff. dargestellt.

Würmer, siehe Parasiten

Zecken, siehe Parasiten

Nebenwirkungen, Reaktionen, Verträglichkeit

Die sogenannte „sanfte Medizin" erlebt derzeit einen ungeahnten Boom. Das liegt bestimmt auch daran, daß immer wieder gravierende Nebenwirkungen oder gar Todesfälle durch Medikamente bekannt werden. Bei Bach-Blüten und auch bei der Homöopathie steht der Laie eher auf dem Standpunkt, „es kann ja eigentlich nichts passieren", und therapiert munter drauf los. Nun muß aber der Behandlung mit Bach-Blüten eine möglichst genaue Analyse des Verhaltens und Charakters vorausgehen, denn man behandelt ja nicht die Magenschmerzen, sondern das, was psychisch dahintersteckt. Wenn die Bach-Blüten bei falscher Wahl nicht helfen, hat man eventuell kostbare Zeit verloren. Eigentlich sollten nicht mehrere Bach-Blüten auf einmal gegeben werden. Kann man sich aber nach reiflicher Prüfung nicht zwischen zwei bestimmten Essenzen entscheiden, gibt man am besten beide. So haben zum Beispiel Impatiens und Vervain viel Gemeinsames. In beiden Fällen handelt es sich um ungeduldige, herrische Tiere (oder Menschen), aber die Impatiens-Typen überspielen mit diesem Verhalten nur ihre Ängstlichkeit und Unsicherheit.

Die unmittelbare Wirksamkeit nach der Einnahme der Essenzen kann unterschiedlich sein. Manchmal spricht das Medikament spontan im Sinne einer Besserung an, manchmal gibt es, ähnlich wie bei der Homöopathie, eine Erstverschlimmerung, die man als eine Art „Aufrütteln" von festgefahrenen psychischen und charakterlichen Problemen verstehen kann.

Die Frage, ob Bach-Blüten mit anderen Therapien kombinierbar sind, wird unterschiedlich beantwortet. Manche Tierärzte und Tierheilpraktiker berichten von guten Erfolgen, wenn man sie mit „normalen" veterinärmedizinisch verordneten Medikamenten und Maßnahmen kombiniert.

Homöopathie in der Tierheilkunde

Wer homöopathische Mittel und Verfahren anwenden möchte, muß diesen auf den ersten Blick ungewöhnlich wirkenden Therapie-Ansatz erst verstehen. Zwar kann fast jeder den wichtigsten homöopathischen Grundsatz „Ähnliches möge mit Ähnlichem geheilt werden" zitieren, aber für unser allopathisch programmiertes Medizinverständnis ist er nicht ganz leicht zu begreifen.

Allopathie und Homöopathie

Wie sind wir es denn gewohnt? Wer unruhig ist, bekommt ein Beruhigungmittel, z.B. Baldrian. Wer schläfrig ist, bekommt ein Mittel, das munter macht, z.B. Coffein. Wer einen hohen Blutdruck hat, bekommt ein blutdrucksenkendes Mittel und wer einen niedrigen Blutdruck hat, ein Mittel, das ihn hebt. Dieses Prinzip nennt man Allopathie, wobei „allos" „anders" bedeutet. Man gibt also ein Mittel, das entgegengesetzte Wirkungen hervorruft, als es dem Krankheitszustand entspricht. Dabei spielt es vom Denkansatz her keine Rolle, ob es sich bei dem allopathischen Mittel um eine Heilpflanze oder um ein chemisch erzeugtes Medikament handelt. Heilpflanzenkunde oder Phytotherapie ist also keine Homöopathie. Allerdings wird eine ganze Reihe von Heilpflanzen auch zur Herstellung homöopathischer Mittel verwendet, aber dann werden sie oft für andere Indikationen eingesetzt als in der Phytotherapie.

Hauptprinzipien der Homöopathie

Krankheit betrachtete Hahnemann als eine Störung der „vis vitalis", einer geistigen Lebenskraft. Es sind also nicht die Bakterien oder Viren und es sind nicht die meßbaren gestörten Stoffwechselwerte, die den Menschen oder das Tier krank machen, sondern es kommt auf die Ausgangslage des Patienten an, ob und wie die Krankheit sich manifestiert. Wir nennen das heute „Unterschiede der körpereigenen Abwehr" oder eventuell „genetisch bedingte Prädisposition". Die gestörte Lebenskraft zeigt sich in vielfältigen Symptomen. Das homöopathische Medikament muß genau zu den Symptomen passen. Daher kommt es, so schrieb Hahnemann einmal, daß „kein Arzneimittel die Stelle eines anderen ersetzen kann".

Homöopathie ist also nicht geeignet zum Herumprobieren, wie man es bei einer so „sanften" Medizin vielleicht denken könnte. Handelt es sich um eine akute oder gefährliche chronische Erkrankung, ist es bei ungewisser Indikation besser, ein schulmedizinisch konzipiertes Heilmittel einzusetzen.

Das „Arzneimittelbild" und das „Potenzieren"

Um zu erfahren, wie ein Mittel wirkt, wurden bereits von Hahnemann selbst zahlreiche „Arzneimittelprüfungen" durchgeführt. Das heißt, er gab die einzelnen Arzneien versuchsweise gesunden Menschen ein und beobachtete und beschrieb genau, welche Veränderungen und Krankheitssymptome des Körpers und der Seele diese Substanzen erzeugen. Die Gesamtheit der hervorgerufenen Symptome ergibt ein sogenanntes „Arzneimittelbild", das man dann bei der Diagnose verwenden kann. Der Name des Arzneimittels wird auch gleich in die Diagnose eingebaut. So ist zum Beispiel eine „Bryonia-Pneumonie" eine rechtsseitige Lungenentzündung, die auf Bryonia anspricht, worunter man ein Medikament aus der (sehr giftigen) Zaunrübe *(Bryonia alba)* versteht. Hahnemann interessierte sich sehr für Tiermedizin und bemängelte, daß keine solchen Arzneimittelprüfungen an gesunden Tieren durchgeführt wurden. Daran hat sich bis heute nicht viel geändert, so daß für die Wahl des richtigen Mittels häufig auf Analogien zur Human-Homöopathie zurückgegriffen werden muß. Allerdings gibt es so vielfältige Erfahrungen mit den Heilwirkungen homöopathischer Arzneien bei Tieren, daß diese Therapie inzwischen auch in der Tierheilkunde auf einem festen Fundament steht.

Die Ausgangssubstanzen für die homöopathischen Medikamente stammen aus dem Pflanzen-, Tier- und Mineralreich und sind zum Teil harmlos, aber zum Teil auch hochgiftig. Um ein homöopathisches Heilmittel herzustellen, wählt man also eine Substanz, die beim gesunden Menschen bestimmte Krankheitssymptome hervorruft. Die Symptome reichen von Kopf bis Fuß, erfassen jedes Organsystem und manifestieren sich auch im Gemütsbereich des Menschen oder des Tieres.

Und nun Hahnemanns Schlußfolgerung: Symptome, die durch einen bestimmten Stoff hervorgerufen werden, werden durch eben diesen Stoff geheilt, wenn er in starker Verdünnung verabreicht wird. Die sogenannte Ursubstanz wird durch Verdünnen und Verschütteln „potenziert". Konkret: 1 cm^3 (Kubikzentimeter) einer Ursubstanz wird mit 9 cm^3 Alkohol oder Wasser gemischt. Diese Mischung erhält 10 Schüttelschläge und damit sind wir bei der Potenz D1. Wenn man von dieser Verdünnungsstufe wieder 1 cm^3 entnimmt, mit 9 cm^3 Alkohol oder Wasser verdünnt und wieder mit 10 Schüttelschlägen behandelt, hat man die Potenz D2. Entsprechend geht es nun weiter. Je größer also die Zahl neben dem D (= Dezimal), desto stärker die Verdünnung und desto höher die Potenz. D2 bedeutet eine Verdünnung von 1:100, D3 1:1000, die vor allem auch in der Tierheilkunde häufig verordnete Potenz D6 von 1:1000000. Bei der „Hochpotenz" D30 entspricht die Verdünnung einer Eins mit 30 Nullen.

Substanzen, die sich nicht in Alkohol oder Wasser lösen, werden in entsprechenden Stufen mit Milchzucker verrieben. Aus dieser Mischung werden kleine Tabletten oder Kügelchen, die sogenannten „Globuli", hergestellt. Zu ergänzen wäre, daß es auch C (= Cente-

simal)-Potenzen gibt, bei denen 1 Teil der Substanz mit jeweils 99 Teilen des Verdünnungsmediums gemischt wird.
Bei diesem „Potenzieren", davon war schon Hahnemann fest überzeugt, gehen irgendwelche entscheidenden Veränderungen mit dem verschüttelten oder verriebenen Stoff und mit der Trägersubstanz vor sich. Wir würden heute sagen: Die Trägersubstanz nimmt eine Information auf, die sie dann an den kranken Organismus weitergibt. Damit wäre auch erklärt, warum Homöopathie bei vielen, aber nicht bei allen Patienten hilft: Wenn die Selbstheilungskräfte die Information nicht annehmen, dann hilft es eben nicht.
Mit dieser Modellvorstellung wäre auch das häufig beobachtete Phänomen der „Erstverschlimmerung" als Reaktion auf die Einnahme eines homöopathischen Medikaments zu verstehen. Die Verstärkung der Krankheitssymptome ruft die Abwehrkräfte auf den Plan, die nunmehr entschieden gegen die Krankheit einschreiten.

Bewährte Indikationen, Potenzen und Dosierungen

Obwohl man mit den Medikamenten niemals Schaden anrichten kann, ist Homöopathie nichts für den eiligen Tierfreund, der sich den Gang zum Tierarzt sparen möchte. Es ist nämlich so, daß beispielsweise ein großes, dickes, gefräßiges, selbstbewußtes Tier ein anderes Medikament erhält als ein mageres, nervöses, schüchternes Tier, auch wenn beide die gleiche Erkrankung haben.

Als eine Art Kompromiß gibt es sogenannte „bewährte Indikationen", also fest umrissene Krankheitsbilder, bei denen entsprechende homöopathische Medikamente mit großer Wahrscheinlichkeit helfen. Im Kapitel „Kräuter und homöopathische Arzneien für häufige Krankheiten" (s. Seite 111 ff.) werden diese Homöopathika jeweils am Ende der Indikation aufgezählt.
Wer sich genauer mit Homöopathie befassen möchte, sei auf die Literaturangaben auf Seite 154 verwiesen.

Eine Vorbemerkung zu den Potenzen: D1 bis D6 werden als tiefe, D7 bis D30 als mittlere und die folgenden Potenzen als hohe bezeichnet. Im akuten Krankheitsstadium und bei der Erkrankung eines bestimmten Organsystems gibt man meistens tiefe Potenzen, bei subakuten, also beispielsweise immer wiederkehrenden Erkrankungen gibt man mittlere, bei chronischen Erkrankungen hohe Potenzen. Tiefe Potenzen wirken mehr organotrop, sind also einem bestimmten Organsystem zugeordnet. Hohe Potenzen wirken eher psychotrop, wirken also heilend über die Regulation der psychischen und konstitutionellen Komponente der Erkrankung. Auch Verhaltensstörungen werden mit hohen Potenzen behandelt. In diesen Fällen werden die hohen Potenzen eventuell auch über einen längeren Zeitraum verabreicht, z.B. 30 Tage lang. Bei alten Tieren und schwerwiegenden, langwierigen Erkrankungen gibt man weder ganz tiefe noch ganz hohe Potenzen. Je akuter die zu behandelnde Erkrankung ist, desto häufiger wird das Medikament gegeben; entsprechend gilt: je tiefer

die Potenz, desto häufiger wird sie gegeben.
Beachten Sie: Aus dem bisher über Homöopathie Gesagten ergibt sich, daß unter Umständen ein Medikament aus dem selben Ausgangsstoff in tiefer Potenz eine andere Wirkung ausübt als in der Hochpotenz.
Bei den folgenden Dosierungsangaben (nach King und Wolff, s. Literatur Seite 154) können Sie nach menschlichem Ermessen keinen Schaden anrichten, aber eventuell geht kostbare Zeit verloren, falls Sie das falsche Mittel wählen oder die Krankheit nicht richtig erkannt haben. Wenn Sie sich wirklich auf die homöopathische Behandlung und auch auf deren Philosophie einlassen wollen, sollten Sie sich von einem Tierarzt oder Tierheilpraktiker beraten lassen, der in dieser Therapieform bewandert ist. Er kann nach Bedarf auch homöopathische Injektionen verabreichen.
Bei akuten und schnell einsetzenden Krankheiten beginnt man mit 1 Gabe, und zwar etwa drei- bis fünfmal. Wenn die Besserung eintritt, vergrößert man die Abstände und verabreicht an den folgenden Tagen dreimal 1 Gabe.
Noch einmal: Globuli, Tabletten und Pulver auf Milchzuckerbasis sind für die Tiere am günstigsten. Die alkoholhaltigen Tropfen sollten nur ausnahmsweise und im Notfall eingesetzt werden.
Kleintiere, Katzen und Welpen erhalten pro Gabe:
3 bis 5 Tropfen, 1 Tablette oder 1 Messerspitze Pulver.
Hunde erhalten (je nach Größe):
5 bis 10 Tropfen, 1 bis 2 Tabletten oder 1 Messerspitze.
Homöopathie zählt zu den Regulationstherapien, das heißt, im Organismus läuft eine Umstimmung (s. Seite 147 ff.) ab. Das kann rasch gehen, kann aber auch eine gewisse Zeit dauern. Es kann eine sogenannte Erstverschlimmerung eintreten, muß aber nicht. Die eintretende Genesung zeigt sich an einer Verbesserung des Allgemeinzustandes und Rückgang der Symptome, wie etwa Erbrechen, Durchfall, Eiterung, Entzündung, Husten, laufende Nase usw.
Wenn das Tier den Normalzustand erreicht hat, hört man mit der Therapie auf. Das Medikament wird nicht „zur Sicherheit" weitergegeben.
Homöopathische Arzeneien werden dunkel, kühl, trocken und gut verschlossen aufbewahrt, dann halten sie jahrelang.

Die Wahl des richtigen Mittels

Die Untersuchung des Patienten zur Diagnosestellung ist in der Homöopathie meistens recht zeitaufwendig. Sehr genau werden die verschiedenen Störungen von Kopf bis Fuß registriert, außerdem wird die konstitutionelle und psychische Verfassung ermittelt. Hier werden auch frühere Erkrankungen, Verletzungen, Impfungen und besondere psychische Belastungen berücksichtigt. Dann wird aufgrund dieser vielfältigen Symptome das homöopathische Arzneimittel ausgewählt. Mit niedrigeren Potenzen behandelt man bevorzugt organische Symptome, sie wirken also organotrop. Höhere Potenzen wirken eher psychotrop oder konstitutionell. Man behandelt also mit ihnen Verhaltensstörungen und die psychische Verfassung.

In der Tierheilkunde wird häufig die Potenz D6 verordnet. Wie schon ausgeführt, sollte man bevorzugt Globuli oder Tabletten einsetzen, weil die alkoholischen Essenzen vom Tier häufig abgelehnt werden und weil sie ihm auch nicht gut tun.

Bei der Wahl des Mittels ist absolute Genauigkeit gefragt, denn kein Heilmittel kann die Stelle eines anderen ersetzen. Deshalb werden in der klassischen Homöopathie grundsätzlich Einzelsubstanzen gegeben. Eine Art Kompromiß ist die sogenannte „biologische Therapie", bei der man eventuell auch mehrere Präparate oder Kombinationspräparate einsetzt. Wenn mehrere homöopathische Heilmittel kombiniert werden sollen, müssen sie sehr genau aufeinander abgestimmt sein. Mehr als zwei oder drei Mittel sollten nicht gleichzeitig verwendet werden. Häufig, wie das Beispiel bei Verletzungen zeigt (s. Seite 129), sind gleichzeitig äußere und innere Anwendung zu empfehlen.

Die Frage, ob Homöopathie mit anderen Therapien kombiniert werden kann oder soll, wird von Fachleuten unterschiedlich beantwortet. Manchmal werden homöopathische Arzneien als Begleittherapie zur „normalen" veterinärmedizinischen Behandlung empfohlen oder toleriert. Es ist auch wichtig zu bedenken, daß man mit homöopathischer Medikation artgerechte und gesunde Ernährung nicht ersetzen kann.

Anhang

Literatur

Grundsätzliches zur artgerechten Haltung

Bartenschlager, E.M.:
Alles über Meerschweinchen, 8.Aufl. Falken-Verlag, Niedernhausen 1994

Bulla, G.:
Meine Katze – Richtig verstehen, gesund ernähren, artgerecht halten. Naturbuch Verlag, Augsburg 1993

Drews, G./Nordmann B.:
Unser Hund – Artgerechte Haltung, gesunde Ernährung, erfolgreiche Erziehung. Naturbuch Verlag, Augsburg 1992

Holsheimer, J.P.:
Krankheiten der Käfig- und Volierenvögel – Erkennen und heilen. Naturbuch Verlag, Augsburg 1990

Kürschner, M.:
Unser Hamster – Unterbringung, Pflege, Richtig füttern, Krankheiten vermeiden. 3. Aufl., Franckh-Kosmos Verlag, Stuttgart 1992

Wolter, A.:
Papageien richtig pflegen und verstehen, 3. Aufl. Gräfe & Unzer, München 1991

Heilpflanzen, allgemein

Hohenberger, E.:
Heilpflanzen, die wirklich helfen. Naturbuch Verlag, Augsburg 1994

Homöopathie, allgemein

Hochstetter, K.:
Einführung in die Homöopathie und andere Behandlungsmöglichkeiten.
Biologische Taschenbuchreihe, Bd. 2, 3. Aufl. Johannes Sonntag Verlag, Regensburg 1982

Bach-Blütentherapie, allgemein

Scheffer, M.:
Bach-Blütentherapie – Theorie und Praxis, 21. Aufl. Hugendubel, München 1994

Bach-Blütentherapie für Tiere

Edelmann, R.:
Mit Bach-Blüten unsere Haustiere heilen – Ein praktischer und liebevoller Ratgeber. Ansata Verlag, Interlaken 1990

Homöopathie für Tiere

King, G.:
Veterinärhomöopathie – Einführung und Materia medica. Schlütersche Verlagsanstalt, Hannover 1992 (für Tierärzte und Tierheilpraktiker)

Rakow, B./Rakow, M.:
Bewährte Indikationen der Homöopathie in der Vereterinärmedizin. Johannes Sonntag Verlag, Regensburg 1988

Wolff, H.G.:
Unsere Hunde – gesund durch Homöopathie, 10. Aufl. Johannes Sonntag Verlag, Regensburg 1994

Wolff, H.G.:
Unsere Katze – gesund durch Homöopathie, 6. Aufl. Johannes Sonntag Verlag, Regensburg 1994

Adressen

Anschriften, die Auskunft darüber geben, welche Tierärzte bzw. Tierheilpraktiker Homöopathie, Bach-Blütentherapie und andere Naturheilverfahren bei Tieren praktizieren:

ZÄN (Zentralverband der Ärzte für Naturheilverfahren)
Alfredstraße 23
72250 Freudenstadt

Wer dort anfragt und 4,00 DM in Briefmarken beilegt, erhält eine Liste mit Adressen von Tierärzten in seiner Nähe, die die verschiedenen Naturheilverfahren anwenden.

ADT (Arbeitsgemeinschaft Deutscher Tierheilpraktiker, Deutsche Paracelsus Schulen)
Sonnenstraße 19
80331 München

DGT (Deutsche Gesellschaft der Tierheilpraktiker e.V.)
Husemannstraße 25–27
45878 Gelsenkirchen

Sachregister

Kursive Seitenzahlen verweisen auf Abbildungen.

Giftpflanzen

Homöopathische Arzneien

Bach-Blüten

Die Autorin:
Dr. Eleonore Hohenberger ist Biologin mit den Schwerpunkten Ökologie und Physiologie. Sie ist an vielen Volkshochschulen und anderen Instituten der Erwachsenenbildung sowie als freie Publizistin tätig. Zahlreiche Veröffentlichungen, Rundfunk- und Fernsehsendungen über Themen der Biologie, der Gesundheitslehre und des Gartenbaus. Im Naturbuch Verlag sind bisher erschienen:
- Heilpflanzen, die wirklich helfen
- Boden, Kompost, Düngung
- Heil- und Gewürzkräuter

Es ist nicht gestattet, Abbildungen dieses Buches zu scannen, in PCs oder auf CDs zu speichern oder in PCs/Computern zu verändern oder einzeln oder zusammen mit anderen Bildvorlagen zu manipulieren, es sei denn mit schriftlicher Genehmigung des Verlages.

Die Deutsche Bibliothek – CIP-Einheitsaufnahme

Hohenberger, Eleonore:
Heilkräuter für gesunde Heimtiere : vorbeugen und heilen auf natürliche Weise / Eleonore Hohenberger. – Augsburg : Naturbuch-Verl. 1995
ISBN 3-89440-166-4
NE: HST

Naturbuch Verlag
© 1995 Weltbild Verlag GmbH, Augsburg
Alle Rechte vorbehalten
Layout: Gaby Herbrecht, München
Umschlaggestaltung: Peter Engel, Grünwald
Umschlagfotos und Fotos im Innenteil: Dr. Eleonore Hohenberger, Kulmbach
Foto Seite 110: Biologische Heilmittel Heel GmbH, Baden-Baden
Foto Seite 111: Franz Leipold, Aystetten
Satz: Herbrecht Verlag, München. Gesetzt aus der Futura light, System MacIntosh
Reproduktion: Intelligent Software Products GmbH, Planegg
Druck und Bindung: Parzeller, Fulda
Gedruckt auf chlorfrei gebleichtem Papier
Printed in Germany

ISBN 3-89440-166-4